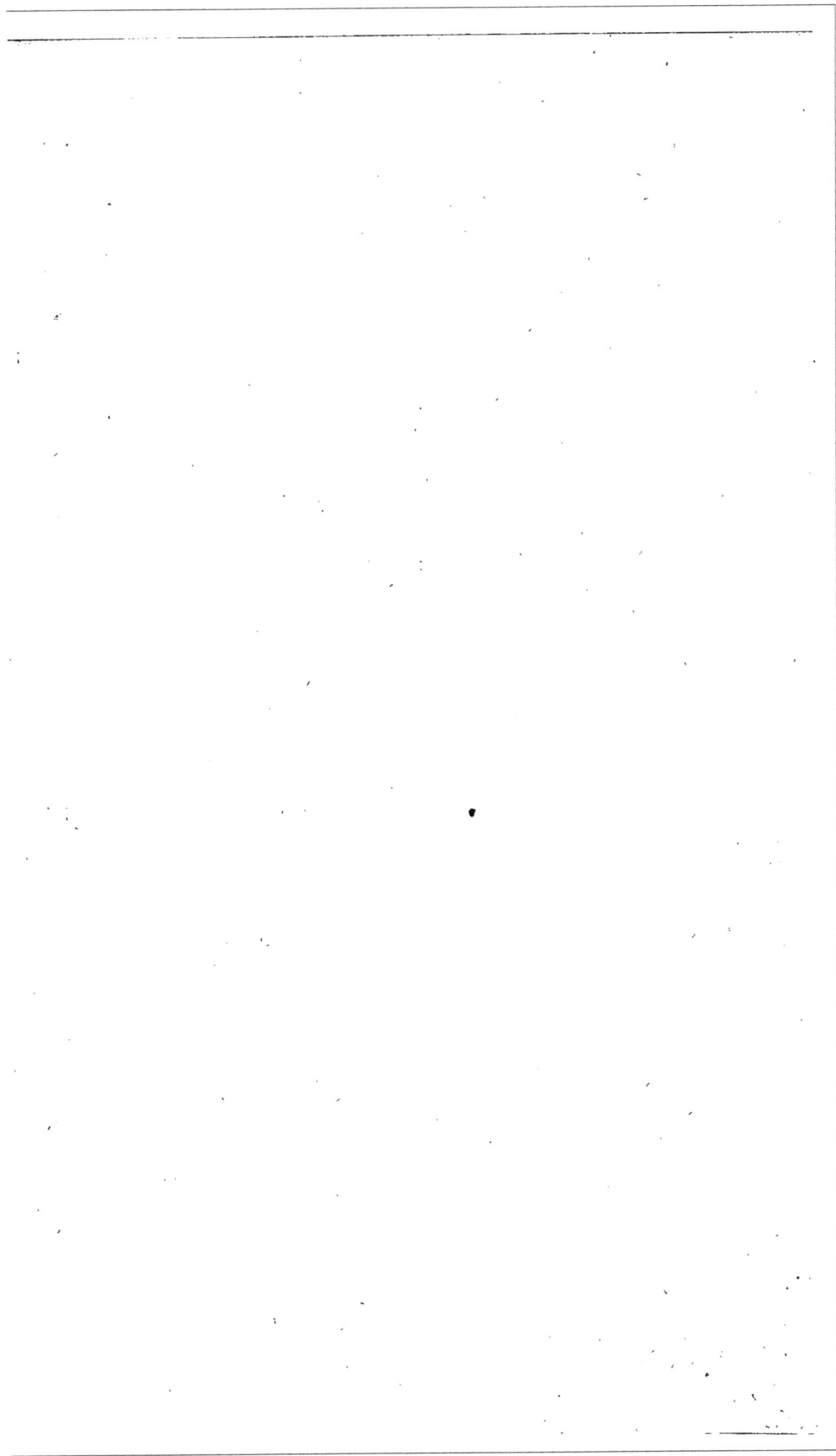

$T_c \; {}^{41}_{20}$

RAPPORT

DE LA

COMMISSION D'ENQUÊTE

SUR LE

DESSÈCHEMENT DES ÉTANGS

ET

L'ASSAINISSEMENT DE LA PARTIE INSALUBRE

DU DÉPARTEMENT DE L'AIN.

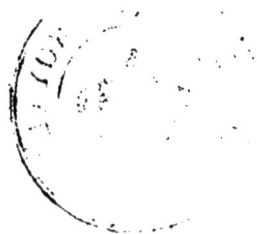

RAPPORT

DE LA

COMMISSION D'ENQUÊTE

SUR LE

DESSÈCHEMENT DES ÉTANGS

ET

L'ASSAINISSEMENT DE LA PARTIE INSALUBRE

DU DÉPARTEMENT DE L'AIN.

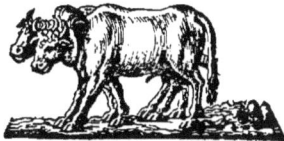

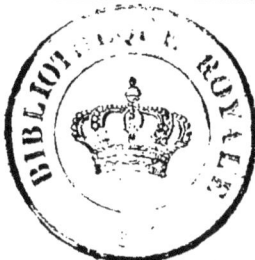

BOURG,

IMPRIMERIE DE BOTTIER.

1840.

RAPPORT

DE LA COMMISSION D'ENQUÊTE,

SUR LE DESSÈCHEMENT DES ÉTANGS ET L'ASSAINISSEMENT DE
LA PARTIE INSALUBRE DU DÉPARTEMENT DE L'AIN (1).

La commission a senti toute l'importance et toute la
difficulté de la mission que l'administration lui a confiée ;
elle avait à apprécier dans ses principales circonstances
l'état agricole et particulièrement l'état sanitaire d'un
pays entier ; elle avait à proposer les moyens de l'améliorer, sous ces divers points de vue ; la tâche était difficile, mais des données nombreuses avaient déjà été recueillies par ses membres : les uns, comme médecins,
avaient parcouru et étudié le pays sous le rapport sanitaire ; d'autres, comme agronomes, s'en étaient déjà spé-

---

(1) Cette Commission était composée de MM. Chevrier-
Corcelles, président du Tribunal civil de Bourg et de la
Commission, membre de la Société royale de l'Ain ; Bottex,
docteur-médecin, président de la Société royale d'agriculture et
arts utiles de Lyon, correspondant de celle de l'Ain ; Hudellet,
docteur-médecin, membre de la Société de l'Ain ; Pingeon,
Jaëger, propriétaires, membres de la Société royale d'agriculture
de Trévoux, correspondans de celle de l'Ain ; Thiébaud, docteur-
médecin, secrétaire de la Société d'agriculture de Trévoux et
de la Commission ; et Puvis, président de la Société d'agriculture de l'Ain, rapporteur.

1

cialement et depuis long-temps occupés; tous le connaissaient à l'avance, cinq y sont propriétaires, trois d'entr'eux l'habitent, deux font de sa culture leur spéciale occupation, et leurs exploitations sont citées pour leur grand succès; enfin tous s'étaient préparés à leur mission en examinant avec soin les écrits nombreux publiés de part et d'autre dans ce grand débat; c'est avec ces données préliminaires que la commission a commencé ses opérations. La vue de cette contrée qu'elle a traversée en divers sens, alors que toutes les récoltes étaient encore debout, la visite dans le pays même de plusieurs établissemens agricoles importans, enfin les réponses obtenues dans les divers lieux aux questions nombreuses adressées aux personnes de chaque commune que l'opinion désignait comme les plus capables, toutes ces circonstances ont pu fournir à la commission les élémens d'un travail motivé qu'elle produit avec quelque confiance, parce qu'il est le résultat d'un examen mûr et de sa conviction.

La Société d'agriculture de Trévoux avait désigné deux de ses membres appartenant aux deux nuances d'opinion qui divisent la contrée, avec le désir qu'ils pussent assister à l'enquête; la commission les a accueillis avec empressement, a arrêté qu'ils seraient admis à suivre comme témoins les développemens des questions et des réponses qui seraient faites.

Elle a dû, dès son début, se prescrire une marche qui mît de l'ordre, du calme et de la méthode dans son travail; elle a donc arrêté, en commençant ses opérations, que les questions seraient faites aux diverses personnes isolément et individuellement; cette marche, elle l'a ngée nécessaire pour obtenir des réponses plus calmes, moins empreintes de passions , et qui surtout ne fussent pas influencées par la présence d'opinions contraires ou même analogues.

Des questions nombreuses et qui avaient toutes rapport aux diverses parties des informations que s'était proposées la commission, avaient été préparées et envoyées à l'avance dans le pays ; la commission, pour mieux employer le temps assigné d'avance à son opération, a cru devoir s'attacher plus particulièrement aux plus essentielles, négligeant des détails intéressans cependant à connaître, mais qui auraient pu distraire son attention des sujets les plus importans.

Elle ne s'est d'ailleurs pas rigoureusement renfermée dans le cadre des questions ; elle les a modifiées, restreintes ou étendues, suivant les localités, la position et les connaissances de ceux qu'elle interrogeait , en les engageant à lui transmettre ultérieurement tous les développemens qu'ils croiraient utiles de produire ; elle a donc pu réunir des renseignemens nombreux sur le sujet en discussion.

Plusieurs de ses séances se sont étendues depuis 9 heures du matin jusqu'à 6 heures du soir sans désemparer ; dans plusieurs localités, et notamment à Marlieux et à Villars, la foule à interroger était nombreuse, et plusieurs jours en chaque lieu eussent été nécessaires pour les interrogations individuelles ; mais les jours étaient donnés partout et le travail devait se continuer suivant l'ordre indiqué ; la commission s'est donc vue forcée de modifier sa marche en quelque chose, et de décider que l'enquête aurait lieu par commune et que dans chacune d'elles on désignerait deux personnes représentant chacune des deux opinions opposées, et que successivement chacune d'elles serait interrogée en présence de ses concitoyens de la même opinion, qui seraient admis au besoin à modifier les réponses faites, si leur pensée n'était pas d'accord avec celle des délégués ; cette marche a accéléré le travail sans donner lieu à aucune discussion pénible, et a permis d'apprécier assez bien les opinions individuelles.

Cependant à Châtillon la commission a éprouvé quelques obstacles dont elle doit rendre compte ; la marche suivie dans les autres communes n'a pas paru convenable aux personnes qui se disposaient à prendre part à l'enquête ; elles pensaient qu'elle devait être publique et offrir un sujet de discussion à ciel ouvert ; en conséquence on fit préparer pour cela la grande salle du *Wauxhall ;* la commission en arrivant fit changer ces dispositions, et donna connaissance aux personnes assemblées de la délibération qui avait décidé que l'enquête devait être isolée et individuelle ; toutefois après quelques pourparlers, elle consentit à suivre la même marche qu'ailleurs, c'est-à-dire à faire l'enquête par commune ; ce parti dont on avait eu à se louer ailleurs n'était pas ici sans inconvénient, parce qu'il était difficile d'obtenir des réponses calmes et réfléchies d'hommes agités, surtout en présence les uns des autres ; mais la concession était nécessitée comme ailleurs par le grand nombre de personnes à interroger ; toutefois la condescendance de la commission fut sans résultat, on persista à exiger l'entière publicité avec *porte patente* et discussion ouverte. La commission n'a pas cru devoir céder, et sa persistance s'est trouvée complètement justifiée par la couleur qu'a prise la discussion, alors qu'elle cherchait à faire entendre des paroles de conciliation ; en se retirant les opposans ont donné à la commission une protestation contre l'enquête, qui est jointe aux pièces.

Toutefois plusieurs personnes ont été successivement entendues ; le maire de Châtillon est venu faire, au nom des opposans de sa commune, une déclaration dans laquelle, avec des formes d'ailleurs pleines de mesure et de convenance, il demande le maintien du *statu quo*, en témoignant même le désir que le dessèchement pût avoir lieu, mais qu'il fût facultatif et progressif, et qu'il fût le résultat du succès et de l'exemple des grands propriétaires.

Dans tout le cours de sa marche la commission n'a pas dû oublier qu'elle ne devait énoncer aucune opinion, qu'elle devait les accueillir toutes, et que sa mission était d'éclaircir, autant que possible, les divers points difficiles de l'importante et délicate question des étangs.

Enfin pour mieux apprécier le pays elle a cru encore devoir visiter plusieurs exploitations, voir de près les étangs desséchés, les terres et les prés qui ont pris la place des eaux.

Avant que d'arriver aux grandes questions de salubrité et de dessèchement, elle pense qu'il est à propos de résumer les observations qui résultent des documens de l'enquête, les notions qu'elle a recueillies sur la nature du sol du pays, sur ses qualités, sa forme générale, sa pente, et sur l'état des hommes et des choses ; tout cet ensemble donnera de l'étendue à son travail, mais elle a cru devoir ajouter du prix à ne rien laisser perdre des renseignemens principaux qui lui ont été fournis, parce qu'une occasion semblable ne peut que rarement se présenter.

§. I.

POSITION ET PENTE DU PLATEAU DE DOMBES.

La Bresse et la Dombes font partie d'un même plateau qui, se rattachant jusqu'aux portes de Lyon, aux
hauteurs de Calvire, va en s'abaissant du midi au nord,
et se prolongeant sur Saône-et-Loire et le Jura; toutefois ses parties culminantes sont placées vers le Montellier et entre Chalamont et Meximieux; de ces points le
plateau commence à s'infléchir vers le midi et les cours
d'eau s'y dirigent, pendant que *les plus considérables*,
ceux du centre du plateau, la *Chalaronne*, le *Moignan*,
le *Renon*, l'*Irance*, la *Veyle*, ont leurs cours au nord-
ouest, dans une direction presque contraire à celles des
grandes rivières qui le bordent.

Les points culminans du plateau entre Chalamont et
Meximieux sont à plus de 300 mètres au-dessus de la
mer, plus haut que Fourvières, presque à la hauteur
de Ste-Foix; et ils sont de 130 mètres au-dessus des rivières qui le bordent au sud, à l'ouest et à l'est (1).

La pente du plateau est très-forte, plus forte qu'elle
n'est en aucun pays de plaine, puisque la pente la plus
faible, celle de la direction générale du plateau du midi
au nord, celle qui existe depuis les points culminans
du plateau de Dombes, entre Chalamont et Meximieux,
jusque sur le plateau de Bresse à Bourg, est de 55 mètres, pente de près de 2 millimètres par mètre, quatre
fois plus forte que celle du bassin du Rhône et du Rhône

(I) Tableau des hauteurs des différens points du département au-
dessus de la mer par MM. Puvis, frères.

lui-même, avec tous ses rapides et son développement de 4 cent mille mètres de Genève à Lyon.

Mais si on considère la pente du plateau à partir de ces mêmes points sur l'est et l'ouest, elle est de près d'un centimètre par mètre, cinq fois plus considérable que celle sur le nord, et par conséquent vingt fois plus forte que celle du bassin du Rhône; mais ce bassin est celui qui a le plus de pente de tous les bassins de France, d'où il résulte évidemment qu'à moins d'appartenir à des montagnes, il est très-rare qu'un pays puisse avoir autant de pente que la Dombes; on doit donc être entièrement rassuré sur la pente nécessaire à l'écoulement de ses eaux.

§. II.

NATURE DU SOL DES DIVERSES PARTIES DU PLATEAU.

Le plateau tout entier semble dû à des formations contemporaines et de même nature; il se compose de couches successives d'argile, de marne, de gravier, sur lesquelles repose une dernière couche plus ou moins épaisse de terrain argilo-siliceux, qui laisse très-difficilement traverser l'eau.

La couche imperméable est beaucoup plus épaisse en Dombes qu'en Bresse, mais elle y est moins argileuse; en Bresse sous une couche végétale de quelques pouces, apparaît immédiatement l'argile rougeâtre rayée de veines grises, qui, une fois pénétrée d'eau, n'en laisse point passer aux couches inférieures; la nature très-argileuse du sol et du sous-sol a forcé d'y découper le terrain cultivé en petites pièces bombées dans leur milieu, souvent de moins d'une coupée, soit 6 ares 50 centiares, qui se débarrassent des eaux superflues des pluies par un système de fossés perpendiculaires dits *chaintres* et *baragnons*.

Cet état de choses qui se fait remarquer plus particulièrement vers l'extrémité nord du département, se modifie en s'avançant du côté du midi ; la couche végétale perd successivement une partie de sa consistance, acquiert plus d'épaisseur, est moins compacte, et la couche rougeâtre du sous-sol présente moins de ces veines argileuses grises qui la nuancent ; la partienord du plateau, la Bresse, a heureusement pour compensation des prairies plus étendues, ses étangs desséchés dont elle a fait des prés, et ses terres calcaires soit terres *mares ;* sans ces circonstances elle serait notablement inférieure aux parties sud du plateau, et ses terres blanches froides, sont loin d'offrir les mêmes ressources que celles plus au midi.

Déjà, à la hauteur de Bourg, la couche végétale est plus épaisse ; le besoin de *chaintres* et de *baragnons* se fait moins sentir ; les pièces cultivées sont plus grandes et ont moins besoin d'être bombées. En s'avançant vers Lent, les chaintres commencent à disparaître ; on n'en voit plus à Chalamont, et il suffit du labour en planches dans le sens de la pente pour égoutter le terrain ; aussi, dans les années humides, la Bresse est-elle beaucoup plus maltraitée que la Dombes ; ainsi en 1816 toutes les récoltes de printemps furent absolument perdues en Bresse ; on y récolta à peine la semence de pommes de terre, pendant qu'en Dombes on fut loin d'être aussi malheureux.

Dans ce sol de Dombes plus léger que celui de Bresse, on sème beaucoup plus de seigle que de froment ; mais presque partout, avec de l'engrais et un amendement calcaire, le froment réussit très-bien.

A mesure que ce sol augmente de profondeur, il croît en qualité, et la partie méridionale du plateau, celle qui verse ses eaux au midi, nous a semblé supérieure à celle qui verse ses eaux au nord-ouest.

Ce qui caractérise d'une manière nette et précise la différence du sol de Dombes, et de celui de Bresse, c'est qu'en Dombes déjà depuis *Chalamont*, les moutons réussissent très-bien et deviennent même, dans les parties méridionales, un puissant moyen d'engrais et d'amélioration, pendant qu'ils ne peuvent passer six mois en Bresse sans être atteints de pourriture; bien plus, dans les années humides, les jeunes élèves de bêtes à cornes sont atteints en Bresse de douves au foie, même maladie que celle de la pourriture des moutons; ils succombent bientôt à cette maladie, et nous avons vu de gros bœufs d'origine suisse en périr; pendant qu'en Dombes ces maladies semblent à peine connues pour les bêtes à cornes grosses ou petites, malgré leur pâturage dans les étangs: le sol et le pâturage en Bresse sont donc plus humides qu'en Dombes.

La surface du plateau est en général très-accidentée, elle est presque partout ondulée et partagée en petits bassins; on a profité de cette forme pour établir des étangs dans ces plis de terrain; dans l'engouement où l'on était de ce mode de culture, on a voulu en établir jusque dans les bassins peu ondulés, et pour leur donner assez de profondeur, on s'est vu obligé de faire, outre la chaussée principale, deux chaussées latérales, dites *chaussons* perpendiculaires à la première, afin d'élever le niveau de l'eau.

Dans la partie nord du plateau de Bresse, les étangs étaient moins grands, parce que les grands plis de terrain y sont occupés par les bassins des petites rivières ; ces étangs ont été presque tous desséchés et forment des prés d'assez bonne qualité ; en Dombes et dans la partie inondée de Bresse, ils couvrent encore plus du sixième de l'étendue du sol.

Le pays inondé renferme à peu près 67 lieues carrées de 4,000 mètres de côté ou de 1600 hectares ; les étangs couvrent 20,000 hectares de terre sur les 107,000 du pays d'étangs ; de cette étendue de 67 lieues, 52 appartiennent à la Dombes et 15 à la Bresse ; il est bien remarquable qu'en Bresse la salubrité disparaît et l'insalubrité commence là où le dessèchement s'est arrêté ; la ville de Bourg est saine, mais à une demi-lieue au midi commencent les grands étangs et les fièvres apparaissent.

On peut encore remarquer que les 15 lieues carrées de pays inondé qui appartiennent à la Bresse, sont plus fiévreuses que la partie inondée de Dombes ; on peut s'expliquer ce phénomène par la plus grande imperméabilité du sol.

La Bresse a conservé des étangs sur quelques points ; mais le pays qui les environne y est moins sain qu'ailleurs ; c'est ce qui se remarque dans la commune de *Foissiat* autour des étangs conservés, dans celle de *Polliat* et dans celle de *St-Nizier-le-Bouchoux*, où la salubrité reparaît lorsque les étangs sont en assec.

On doit bien admettre comme certain, et l'expérience l'a prouvé dès long-temps en Bresse, que le terrain des étangs, formé de petits vallons, devait être le meilleur du pays ; par sa position il avait toujours dû recevoir les graisses et les terres des fonds supérieurs ; et les parties les plus basses formaient des prés qui devaient être de bonne qualité puisqu'ils recevaient les eaux des meilleurs fonds ; d'ailleurs leur sol n'a jamais pu être marécageux, puisque sa pente est toujours assez forte pour qu'en peu de jours les masses d'eau qui le couvrent s'écoulent assez complètement pour pouvoir labourer, et pour qu'au moyen de quelques raies d'écoulement, on puisse y pratiquer facilement toute espèce de culture dans l'année d'assec.

§. III.

SOURCES, PUITS ET COURS D'EAU.

Les sources sont rares en Dombes ; on en trouve cependant quelques-unes au bas des fortes pentes ; un petit nombre surgit dans quelques étangs placés dans les parties basses du sol ; elles y forment ce qu'on appelle des *fontaneaux ;* mais avec des fossés qui font arriver leurs eaux dans le bief de l'étang, tout le sol est assaini et on le cultive dans toutes ses parties ; on trouve aussi des sources sur le bord des bassins des cours d'eau ; elles y donnent naissance à des prairies marécageuses ; elles formaient dans la prairie de Ste-Croix des marais qui ont été à peu près desséchés.

On ne peut donc pas compter sur les sources pour les besoins de la population ; mais partout on rencontre des puits qui donnent généralement de l'eau de bonne qualité ; il est peu de points sur lesquels les déclarations aient été plus souvent d'accord que sur ce sujet ; les eaux des puits sont bonnes, tarissent rarement ; elles sont mauvaises lorsqu'elles viennent d'infiltrations, mais en creusant on arrive toujours à en trouver de bonnes, c'est là la déclaration à peu près univoque ; quelques-uns

ont cru remarquer que leurs eaux sont d'autant meilleures et plus abondantes que la sécheresse est plus forte,
mais cela est peu vraisemblable; nous pensons que cette
opinion s'est établie sur ce que, dans la chaleur, les
eaux paraissent plus fraîches.

Un très-petit nombre de puits semblent recevoir l'eau
de l'infiltration des étangs, et baissent ou tarissent quand
ils sont à sec; mais ces puits sont très-rares; ils devien-
draient bons en les creusant davantage; on cite un puits
de 100 pieds de profondeur, au milieu d'étangs immédiatement voisins. Dans un même canton et souvent à
peu de distance ils sont de profondeur très-inégale, et
des puits voisins ont souvent une profondeur double; il
en résulte que les formations inférieures du sol ne sont
point horizontales, et que les couches de même nature
et les couches aquifères sont à des distances très-inégales
de la surface; la même chose se remarque en Bresse.

D'ailleurs la forme ondulée de la surface du sol se
transmet quelquefois jusque dans les couches de l'intérieur, et dans ces couches les mêmes lois de superposi-
tion se font généralement remarquer, et les eaux se
trouvent presque toujours dans un gravier siliceux au-
dessous de la première couche d'argile.

La rareté des sources en Dombes a pour effet immédiat la rareté des marais; les marais sont presque tous
formés par les eaux intérieures qui sourdent à la surface;
mais ce serait là des sources qui manquent au pays; ils
ne peuvent pas davantage être formés par les eaux des
pluies qui resteraient sans écoulement sur la surface,
puisque nous avons vu que la pente était partout très-
forte.

Mais si les eaux de la surface, ni celles de l'intérieur

ne font pas des marais, on en a fait en revanche de très nombreux avec l'eau des étangs, au moyen des chaussées qui les retiennent; et ces étangs lorsqu'ils sont indépendans, ont une pente énorme égale à la hauteur de la chaussée; partout donc en Dombes le sol a son écoulement, et les terrains marécageux, à l'exception du marais des Echets, ne se trouvent qu'au fond du bassin des rivières.

Par la même raison qu'il y a peu de sources en Dombes, il s'y trouve peu de cours d'eau; cependant la *Sereine*, le *Renon*, le *Moignan*, la *Chalaronne*, l'*Irance*, la *Veyle*, et un assez grand nombre d'autres plus petits ruisseaux qui s'alimentent des eaux des pluies et des étangs sillonnent le pays; mais la plupart de ces cours d'eau sont faibles dans leur origine.

Lorsque ces cours d'eau coulent dans des vallées un peu profondes, ils mettent à découvert, sur les deux côtés du bassin, des couches de marne qu'on a en général peu employées; et le niveau du sol arrive à une couche où les sources sont souvent nombreuses; ces sources augmentent le volume des eaux des ruisseaux, mais lorsqu'elles ne sont pas convenablement dirigées ou contenues, elles rendent les prairies du fond des bassins marécageuses.

§. IV.

PRÉS, TRÈFLE.

On ne voit guère de prés en Dombes que dans les bassins des rivières, en sorte que les 4/5 des communes en sont en plus grande partie dépourvus; les étangs les ont tous envahis; cet état de choses a détruit toute source d'engrais, et par conséquent tout moyen de fé-

condité ; la contrée s'est trouvée ainsi réduite à l'assolement général et nécessaire d'une jachère tous les deux
ans, suivie de seigle et quelquefois de froment ; cette
jachère tire de ce sol tout le parti que permet le manque d'engrais ; on n'en fume qu'une petite portion et le
fumier se réserve spécialement pour les terres voisines des
habitations dites *verchères*, où le fermier, après le froment, cultive du chanvre, du maïs, des pommes de terre,
du colzat. Le produit de ces verchères d'une même nature
de sol que le reste du terrain, prouve tout le parti qu'on
pourrait en tirer si on appliquait à tout l'ensemble de
la ferme, la même somme relative d'engrais et de travail.

Les prairies artificielles, ou plutôt le trèfle, ne réussissent guère que dans les verchères, (le sol est trop
épuisé ailleurs) mais on ne l'y sème qu'en petite quantité, parce que le fermier a des besoins plus pressans de
menus grains pour sa nourriture ; l'esparcette ne peut
venir dans ces sols siliceux ; la luzerne n'y est encore
qu'en essai ; mais il semble que dans la partie méridionale surtout, le sol est assez profond pour la faire réussir.

§. V.

BESTIAUX, PATURAGES.

Les fermes très-étendues ne renferment qu'un assez
petit nombre de bestiaux le plus souvent en mauvais
état, parce qu'on leur demande beaucoup de travail et
qu'on les nourrit peu ; pendant l'hiver, ils vivent d'une
petite quantité de fourrage auquel se joint la paille
d'avoine ou de seigle ; on réserve pour les bœufs le
meilleur fourrage qu'ils consomment principalement au

printemps pendant la semaille pénible des avoines.

Lorsque les bestiaux ont *échappé* à l'hiver (c'est l'expression connue), ou plutôt lorsque la neige a disparu, on les envoie dans des pâturages étendus où ils attrappent ce qu'ils peuvent, en attendant la pousse de l'herbe du printemps ; cependant bientôt les étangs leur donnent pendant six semaines ou deux mois une nourriture assez abondante mais peu substantielle, à laquelle on est obligé le plus souvent d'ajouter un supplément à l'écurie ; les bœufs de labourage ont ordinairement des pâturages spéciaux pour les soutenir pendant leur travail.

La commission doit déposer ici un renseignement donné par un grand nombre de personnes recommandables, mais qu'elle n'exprime pas sans un sentiment pénible; les bestiaux sont conduits dans les pâturages par des enfans de 12 à 18 ans ; ces malheureux après avoir passé la journée aux travaux de la ferme, le soir prennent un morceau de pain dans leur poche, et conduisent au pâturage les bêtes de travail qui ont fini leur journée ; là, par tous les temps de pluie, de froid, d'orage, sans abri, enveloppés quelquefois d'une mauvaise couverture, ils passent la moitié de la nuit couchés sur le sol; en rentrant, ils trouvent la porte de la maison ouverte, et vont réparer leur fatigue avec une écuelle de soupe froide qui leur a été laissée ; ils gagnent à la fin leur lit dans lequel, avant 5 heures du matin, ils sont éveillés pour recommencer le travail de la journée; on plaint avec raison les nègres des colonies, on s'appitoie sur le sort des enfans employés dans les manufactures, mais sont-ils donc aussi malheureux que ces pauvres enfans de notre pays? Aussi leur mortalité est effrayante, M. *Rivoire*, long-temps maire et maintenant juge de paix à

Chalamont, en confirmant tous ces détails, attribue en grande partie à ce malheureux emploi des enfans le petit nombre de conscrits de chaque année dans son canton. Lorsque ces enfans ne succombent pas aux atteintes successives des fièvres, ces maladies ne leur laissent qu'une existence courte et malheureuse ; une partie des enfans du pays a passé par ce terrible apprentissage ; c'est là une grande cause de la faiblesse de la population.

Mais cette consommation d'enfans ne porte pas toute entière sur ceux du pays, les fermiers dispensent quand ils le peuvent, les leurs de ce rude métier ; les enfans pauvres de Bourg et des environs, attirés par l'appât d'un gage plus fort, vont se faire décimer par ce régime et ce climat, et reviennent mourir dans les hôpitaux ou dans leurs familles.

§. VI.

PATURAGE DES ÉTANGS.

La commission peut, au moyen des renseignemens qui lui ont été fournis, préciser le secours de pâturage qu'offrent les étangs ; un étang de 100 coupées (6 hectares 2/3) peut nourrir avec supplément à l'écurie six à dix têtes de bétail à cornes, ou trois ou quatre chevaux, pendant les six semaines ou deux mois de printemps que la brouille (*festuca fluitans*) pousse et renouvelle ses tiges à la surface ; cet avantage recommence au mois de septembre, au retour des fraîcheurs, lorsque les eaux reviennent couvrir les bords des étangs délaissés pendant la chaleur ; les réponses ont été presque unanimes sur ce point, et ces résultats doivent servir à rectifier l'article de la statistique qui dit qu'un étang de cette étendue peut nourrir 40 têtes de bêtes à cornes.

§. VII.

BOIS, PLANTATIONS.

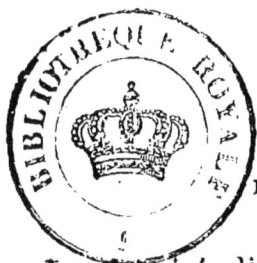

La nécessité d'avoir de grands pâturages en Dombes pour remplacer les prés, nourrir les bestiaux pendant les 3/4 de l'année, a amené la presqu'entière disparution des bois; les taillis abandonnés aux fermiers pour leur chauffage ont été successivement détruits, et sont devenus des pâturages où quelques bouleaux sont le seul produit pour le maître, après toutefois que le fermier y a pris son charronnage et ses sabots.

Les plantations de peupliers et d'autres essences ont réussi généralement d'une manière médiocre; les frênes viendraient encore en quelques portions de sols frais; nous avons vu çà et là près des habitations, des arbres résineux assez bien venans; le pin du lord, l'épicéa et le pin Sylvestre réussiraient mieux que le mélèze, et surtout que le pin maritime que nos hivers tuent et que le laricio qui craint un peu le froid; on trouve quelques bouquets anciens de pins Sylvestres bien venans, dans la commune de *Chanoz-Chatenay* et ailleurs.

Les chênes et le bouleau paraissent être les essences qui réussissent le mieux; malheureusement les bestiaux ont trop resserré l'espace qui leur était destiné; la Dombes a encore du bois pour chauffer sa rare population, mais si elle venait seulement à atteindre la moitié de celle de la Bresse, c'est-à-dire à doubler la sienne, elle devrait aussi doubler l'étendue de ses bois en réserve, tant pour son chauffage que pour ses constructions.

§. VIII.

AMENDEMENS CALCAIRES, CHAUX, MARNE, CENDRES.

En général la jachère est assez bien cultivée en Dombes, et cette préparation obtient presque toujours de ce sol épuisé des récoltes passables; sans doute avec ce système le sol va toujours se dégradant, et si de nouvelles circonstances et des modifications dans la culture ne survenaient pas, il en amènerait à la fin l'épuisement absolu.

Heureusement des élémens nouveaux de fécondité s'annoncent pour ce pays; l'amendement de la chaux, des cendres, aidé des labours de la charrue Dombasle, semble avoir métamorphosé toutes les parties du sol auquel on l'a appliqué; le froment y a remplacé le seigle et a produit trois, quatre, jusqu'à cinq semences de plus; le trèfle, le colzat, les pommes de terre, ont pris la place de la jachère; cet amendement enfin semble réparer l'épuisement de plusieurs siècles; cet effet de la chaux et des cendres est encore un point sur lequel l'enquête est à peu près unanime; une partie préfèrerait les cendres comme donnant à la fois l'engrais et l'amendement, d'autres trouvent à la chaux plus d'activité.

Il est remarquable que pendant qu'en Bresse la chaux donne deux à trois semences de plus, en Dombes elle produit souvent un effet double, ce qui ne peut s'expliquer que par un sol plus profond et de meilleure qualité, travaillé par la charrue Dombasle; cet instrument accompagne maintenant presque partout l'amendement de la chaux; ceux qui ne se le sont pas procuré ont acheté le coutrier de Provence, soit charrue de Montélimart, de forme analogue (1).

Pour croire à ces effets tout-à-fait étonnans de la chaux il faut les voir; les blés de M. *Guichard*, à Sure; de MM. *Greppoz*, père et fils, au Montellier et à Villars; de MM. *Digoin*, à Ste-Croix, *Bodin*, à Montribloud, *Catimel*, à Marlieux, *Jaëger*, *Pochon*, à Chalamont, et ceux de peut-être deux cents autres exploitations, viennent dans une année médiocre d'offrir les plus beaux résultats; M. *Guichard* entr'autres, à Sure, dans des terres en partie défrichées depuis peu et dans un étang desséché, a semé 360 boisseaux de 25 litres chacun dont le produit s'annonçait en vérité devoir dépasser 4,000.

Les crucifères surtout, colzat, choux, navettes et raves, paraissent beaucoup favorisées par cet amendement; avec lui les légumineuses telles que le trèfle, les vesces d'hiver et de printemps, réussissent à souhait, les fourrages racines, les betteraves, les pommes de terre donnent d'abondantes récoltes.

Mais une amélioration ne marche pas seule; la faulx pour la moisson remplace la lente faucille, et expédie l'ouvrage trois fois plus vîte, en donnant un surplus de paille sans égrener, à ce qu'il semble, plus de grain; le buttoir, la houe à cheval font presque toute la main-d'œuvre des cultures sarclées; dans leurs terres profondes, bien labourées, et moins argileuses qu'en Bresse, le travail des récoltes sarclées peut se faire souvent dans deux directions perpendiculaires, et par conséquent se passer

---

(I) On trouve cette charrue à Lyon au faubourg de la Guillotière; on la fabrique aussi en Dombes, et même à Bourg, vis-à-vis la caserne de gendarmerie.

de la culture à la main, ce qui ne peut avoir lieu en Bresse ; enfin, si comme nous avons lieu de l'espérer, les améliorations en Dombes se soutiennent et prennent de l'étendue, l'agriculture de Bresse devra aller y prendre des leçons de plus d'une espèce.

Mais cette fécondité apportée par la chaux ne serait qu'éphémère ; elle userait les dernières forces d'un sol épuisé, si des masses d'engrais préparés avec les produits, ne viennent lui rendre une partie, du moins, des sucs qu'il a fournis ; en Dombes plutôt qu'ailleurs se vérifierait le proverbe que la chaux n'enrichit que les vieillards ; pour soutenir donc la fécondité reparue, il faut que des assolemens réguliers ramènent les fourrages racines, betteraves, raves ; que les vesces d'hiver et de printemps viennent alterner avec le trèfle, qui ne peut paraître avec avantage sur le même sol que tous les six ans au plus.

Il ne suffira pas dans ce sol chaulé de doubler la masse des engrais, puisque dans la plupart des exploitations la jachère n'était qu'en partie fumée, et que ce qui l'était, ne recevait pas la moitié de ce qui lui eût été nécessaire ; il faudrait la tripler au moins ; M. *Guichard* a senti ce besoin, il a ajouté à l'engrais que lui fournit la consommation du fourrage de ses prés nouveaux, de son trèfle et de ses pommes de terre, une fabrique d'engrais *Jauffret* dans laquelle il fait consommer tous ses débris ligneux, les pailles de colzat, navettes, les fanes de pommes de terre ; il emploie en outre avec avantage les engrais végétaux ; une partie de son beau froment a été fumée avec une double récolte de blé noir enterrée dans le sol.

Ajoutons que ce n'est pas assez pour cette agriculture

des engrais que lui fourniraient ses fourrages-racines,
et ses légumineuses, le trèfle dans nos contrées éprouve
presque chaque année des sécheresses méridionales et
ne donne souvent qu'une première coupe ; les vesces
de printemps, par les mêmes raisons, restent souvent
faibles et petites, et donnent du grain sur de faibles
tiges ; l'agriculture du nord avec ses printemps humides
peut se passer de prés, mais la nôtre ne le peut que
difficilement, en raison de la casualité des 2mes récoltes
de trèfle ; les prés sont donc un élément nécessaire à
notre agriculture, et la Dombes doit à tout prix en établir ; elle les trouvera dans les bassins de ses meilleurs
étangs.

La commission a vu avec regret que la marne n'est
presque nulle part employée ; cependant en Dombes
comme en Bresse, une couche de marne semble devoir
partout se rencontrer à une certaine profondeur dans le
sol, puisqu'on la trouve et souvent très-riche en affleu-
rement dans la plupart des bassins qu'ont creusés les
cours d'eau qui sillonnent le pays, et dans toutes les
communes qui bordent les plateaux sur les pentes qui
conduisent à la Saône ; on la trouve entr'autres à *Cha-
tillon*, *Rigneux*, *Chalamont*, *Cordieux*, *Ste-Croix*, *Civrieux*, etc.

C'est à l'aide de la marne que M. *Pingeon*, à Chalamont, a obtenu les grands succès qui font de son exploitation une ferme exemplaire ; pendant que la chaux
demande des avances de capitaux le plus souvent au-
dessus des forces du fermier, la marne ne demande
qu'un peu de main-d'œuvre et des charrois, moyens toujours à la portée des cultivateurs.

§. IX.

BÊTON DES ÉTANGS.

La commission a fait porter sur ce sujet un grand nombre de questions ; elle l'a jugé important parce qu'il est nouveau, qu'il n'a été traité que depuis peu par les écrivains qui se sont occupés des étangs, et qu'il renfermait encore beaucoup de points douteux, qui semblent maintenant éclaircis par les réponses qu'a obtenues la commission.

L'imperméabilité du sol est loin d'être absolue en Dombes ; pendant l'été les eaux des étangs sans couler par les bondes ni les chaussées, baissent d'une quantité double au moins de celle que l'évaporation leur enlève ; on est d'ailleurs d'accord pour reconnaître que le fonds des étangs neufs ne tient l'eau convenablement qu'au bout d'un certain nombre d'années ; enfin les mares soit *serves* des domaines, lorsqu'elles sont nouvelles s'assèchent pendant l'été, et plus tard retiennent mieux l'eau ; ainsi donc l'imperméabilité de notre sol d'étangs est loin d'être absolue, et elle est susceptible de s'accroître beaucoup par le séjour des eaux ; le poids de l'eau que supporte le sol, le presse, le tasse, et il se forme immédiatement sous la couche labourable, une couche plus dense qui porte le nom de bêton, et qui s'oppose avec plus ou moins de puissance à la filtration de l'eau dans le sous-sol ; la couche végétale elle-même subirait un plus fort tassement si la charrue ne la rompait souvent, et si les débris animaux et végétaux qu'elle contient, ne tendaient à affaiblir le résultat de la pression de l'eau ; d'ailleurs la couche du sous-sol sur laquelle

elle repose immédiatement, à chaque labourage est fou-
lée sur toute sa surface par les hommes, les animaux et
le talon de la charrue ; ce qui tasse et serre beaucoup
plus les premiers pouces de bêton que les suivans.

L'épaisseur de cette couche de sous-sol tassée d'après
les déclarations de toutes les opinions est en moyenne
de 5 à 7 pouces, après lesquels on arrive à une couche
du sous-sol formée d'un sable argileux, qui ne se ressent
plus de la compression de l'eau.

Le bêton se compose d'ailleurs presque uniquement,
sur toute l'étendue de l'étang, à l'exception de ses rives
inclinées, de terres amenées par les eaux qui deviennent
fécondes lorsqu'elles sont ameublies; aussi depuis un certain nombre d'années on a introduit l'usage de donner tous
les six à huit ans une jachère aux étangs; cette jachère
consiste particulièrement dans un labour de six à huit
pouces de profondeur qui rompt la partie la plus tassée
du bêton, renouvelle la couche végétale de l'étang, et permet d'y semer une récolte de froment dont le succès est
assuré; tous les renseignemens concordent sur ce point;
alors l'étang reste deux années de suite en assec; cependant
lorsque pour donner cette jachère on pêche l'étang dans
le mois de mai ou au commencement de juin, les efflu-
ves de ce sol d'où l'on évacue les eaux sous l'influence
du soleil d'été, sont dangereuses pour la santé des hommes; Marlieux attribue à cette cause la mortalité plus
grande qu'il a essuyée en 1837 et 1838.

Ces pêches d'été ont lieu dans un double but : le 1er, de
vendre le poisson plus cher; le second, de donner une jachère d'été; il s'est surtout multiplié sur les deux bords
du plateau d'où le poisson peut être transporté aux rivières
voisines avec moins de danger. On conçoit que ce sol

pénétré d'eau, frappé par le soleil d'été et remué par la
charrue au milieu des chaleurs, ajoute beaucoup à l'insalubrité; il serait peut-être convenable que l'administration s'en mêlât et qu'elle empêchât ces pêches d'été
depuis le 30 avril jusqu'au 15 septembre; puisqu'on lui
reconnaît le droit de défendre les rouissages dans l'eau
comme insalubres, rouissages qui ont cependant en leur
faveur un long usage, il serait difficile de lui contester
celui d'empêcher les propriétaires d'étangs d'accroître
par leur pêche d'été, en sortant des usages anciens, le
mal qu'ils produisent dans la contrée.

La jachère accompagnée de défoncement est regardée
comme tellement avantageuse que le propriétaire de l'assec donne pour indemnité à celui de l'évolage, privé par
la jachère de sa jouissance d'eau, pendant les 2/5 ou 3/4
d'une année, un quart du produit en froment sans dé-
duction de semence, sans compter que son produit ou
poisson, après la jachère, est encore plus considérable.

§. X.

ANCIEN ÉTAT DE LA DOMBES.

Les villages et les habitations principales se sont en
général placées près des grandes inflexions de terrain,
parce qu'on trouvait dans leurs bassins le meilleur sol
du pays et des prairies pour nourrir les animaux de travail.

A l'époque où la contagion de l'exemple et des produits faciles et avantageux conduisirent à faire des étangs
sur les parties de sol qui s'y prêtaient, on couvrit d'eau
ces terrains et on en fit les étangs les plus productifs;
ainsi l'étang de *Sure* forme une ceinture autour du ma-

melon sur lequel est placé le château ; celui de *Montri-blond* était entouré d'étangs ; Marlieux est enveloppé par un grand étang ; St-Trivier touchait immédiatement l'étang de ce nom ; Villars était enveloppé par l'étang neuf.

Mais il est probable que ces grands fonds furent couverts d'eau les derniers, parce que c'étaient les fonds les plus précieux à l'agriculture, et qu'en les inondant on perdait à la fois les meilleures terres et tout ce qui restait de prairie ; il est même à croire que beaucoup d'habitations étaient placées dans ces bassins ; ainsi on voit encore le château de Bouligneux placé au milieu de son étang, et qui n'est abordable que par une chaussée ; et l'on rencontre souvent dans les étangs des débris d'habitations anciennes. M. *Greppoz*, fils, a trouvé dans une de ses chaussées une chambre à moitié démolie, dans laquelle étaient des pots de terre encore entiers.

Dans le fond des étangs, souvent à plusieurs pieds de profondeur, on rencontre des briques, d'anciens débris, des bois travaillés, qui prouvent, comme nous l'avons dit, que les terres depuis long-temps ne cessent de s'y accumuler ; mais si le fond des étangs s'est enrichi, il n'en est pas de même de leurs rives en pente ; ces rives sont sans cesse battues par les eaux, et l'effet nécessaire de cette action consiste à soulever la terre, à la délayer et à la faire descendre avec le flot au moment où il redescend après s'être élevé ; aussi les voit-on souvent arides, et particulièrement celles exposées au midi ; parce que les vents du midi plus forts et plus fréquens y donnent plus de force aux flots pour soulever et entraîner les terres.

Il résulte encore des réponses faites par des personnes de toute opinion, qu'on rencontre dans les terres les pâ-

turages et les bois, des vestiges de culture ancienne, des
débris de démolitions, des traces d'habitations nombreuses, qui signalent d'anciennes maisons détruites; la gé-
nération actuelle a vu démolir des tours, des châteaux,
anciennes demeures féodales, qui attestaient la puissance
et la richesse de ceux qui les habitaient; dans la plupart
des villages maintenant presque déserts, on voit des
églises dont l'étendue est sans rapport avec la population
actuelle, celles de *Versailleux*, *Marlieux*, *St-Paul*,
Bouligneux, *le Montellier*, contiendraient une population triple; St-Paul et le Plantay possédaient des cou-
vens des deux sexes; tout enfin dans le pays recèle encore les vestiges d'une population nombreuse et aisée.

Sur tous les points du pays on trouve des faits à l'appui de cette opinion; ainsi la famille de *Belvey* possédait aux environs de Chalamont la propriété de Biard;
cette propriété avait un château habité par son propriétaire qui y vivait avec sa famille; elle était cultivée par
plusieurs fermiers et leur famille, et possédait entr'autres
une vigne, où l'on recueillait annuellement vingt pièces
de vin; cette propriété, par la suite des temps, la dépopulation, s'était réduite à un domaine de 400 fr. de revenu, dans lequel le fermier ne pouvait pas payer; elle
a été par cette raison vendue depuis peu par M. de
Lateyssonnière, son propriétaire.

Le dépouillement des archives de la terre du Montellier par M. *Greppoz*, prouve que la commune de Cordieux, maintenant de 181 habitans, était un lieu important désigné sous le nom de Cordieux-la-Ville, dans
lequel le droit de langue qu'avait le seigneur prouve une
population assez considérable; le couvent de *Boiron* existait dans son prochain voisinage.

Dans le village de Joyeux la plupart des maisons sont
aussi détruites; ainsi le hameau du *Blondel* qui conte-
nait douze maisons n'en a plus que deux; celui des
Blancs où existait une étude de notaire, sur douze habitations, n'en a plus que quatre; le *Montellier*, chef-lieu
de cette seigneurie, a éprouvé aussi des pertes analogues.

Mais rien n'annonce dans l'histoire que les environs de
Chalamont, que *Joyeux*, *Cordieux*, *le Montellier*, aient
été plus malheureux que le reste du pays; partout ailleurs
on trouve de même des débris d'habitations en grand
nombre; des traces d'ancienne prospérité et d'une population nombreuse. Le dépouillement des titres anciens y
offrirait donc des résultats analogues; la Dombes inondée aurait donc perdu les 3/4 de ses habitations et de
ses habitans; mais cette prospérité remonte aux quator-
zième, quinzième et seizième siècles, époques diverses
du renouvellement des titres, et a, par conséquent, précédé, comme nous le verrons plus tard, la grande inondation du sol par les étangs. La Dombes avant leur établissement était donc plus cultivée, plus peuplée, et, par
conséquent plus prospère qu'elle ne l'est aujourd'hui:
on doit en conclure aussi qu'elle était plus saine, puisque
cette prospérité avait pu s'y établir et s'y maintenir.

Le village de Villars, suivant la tradition et d'après
l'importance de la famille souveraine qui l'habitait,
était une ville considérable qui avait un hospice; on lui
attribue une population de 4,000 âmes; on lit encore
dans son église une inscription gravée sur pierre qui
constate que Marguerite d'Autriche, dans les premières
années de son veuvage, fonda des vêpres à dire chaque
jour de l'année par les prébendiers de l'église de Villars;
ce petit village, maintenant de 200 habitans à la place

de la ville de 4,000, est loin de comporter une pareille
institution qui ne peut avoir lieu que dans un pays d'habitans nombreux où existent un certain nombre de prê-
tres; sans doute le sac de cette ville par l'armée de Biron en 1600, lui a beaucoup nui ; mais un désastre mi-
litaire de quelques jours, disperse, décime, met en fuite
la population, qui reparaît aussitôt que le calme est
revenu.

La Flandre, plus de trente fois en deux siècles, le
théâtre de la guerre, s'est peuplée, enrichie, au milieu
de tous les désastres dont elle était témoin et souvent
victime.

Sans doute un mauvais pays se relève plus difficilement des maux endurés; mais la Flandre contient des
parties étendues, la Campine, l'arrondissement d'Aves-
nes, d'un sol inférieur à celui de la Dombes; d'ailleurs
quand les maux ne sont que passagers, le temps répare
le mal au lieu de l'aggraver; ainsi Bourg et ses environs
qui n'ont qu'un sol médiocre, pillés, saccagés la même
année et par le même corps d'armée que Villars, pendant
tout le temps que dura le siège de la citadelle, se sont
promptement relevés des misères de la guerre.

D'ailleurs, Biron voulait prendre la Bresse pour en
faire une province de France, et surtout il désirait en
avoir le gouvernement pour lui ou l'un de ses amis; le
refus qu'il en éprouva fut, plus tard, un de ses grands
griefs contre Henri IV; on ne peut donc supposer qu'il
eût, de gaîté de cœur, cherché à détruire la population
d'un pays qu'il voulait gouverner; et puis cette guerre de
1600 ne fut qu'une guerre d'invasion qui ne rencontra
pas même de troupes chargées de la défense du pays :
le gros de l'armée française marcha avec *Lesdiguières*

sur la Savoie ; *Biron*, d'après *Guichenon* qui écrivait
moins de cinquante ans après, ne conserva que deux régimens, les régimens de Champagne et de Navarre, avec
les Suisses de la garnison de Lyon. *Paradin*, qui écrivait
sur les lieux sa *Chronique de Savoie*, en 1603, à l'époque
même de la guerre, porte l'armée de Biron à 12 cents
hommes. Cette troupe, après avoir pris et pillé Bourg
et Villars, dut aller prendre de vive force les villes et
châteaux du Bugey, en laissant une partie des siens
pour le blocus de la citadelle de Bourg. *Biron* ne put
donc faire, en quelque sorte, qu'une incursion dans le
comté de Villars ; nous disons le comté de Villars, car
la Dombes proprement dite appartenait à la maison
de Bourbon, et dut, par conséquent, rester étrangère à
cette guerre ; le comté de Villars, qui appartenait à la
Savoie, dut donc seul souffrir : toutefois, nous devons
dire que la Dombes elle-même, en 1594, essuya les
courses réitérées du marquis de Treffort qui commandait
pour la Savoie, et qui voulait se venger sur le duc de
Bourbon, allié du roi de France, de l'insistance que ce
dernier mettait à obtenir du duc son souverain, la res-
titution du marquisat de Saluces ; mais tous ces dégâts
ont été, en général, peu remarqués et, par conséquent,
peu considérables.

Il est évident qu'à cette époque Villars, avec ses prébendiers, avait encore beaucoup d'importance, puisqu'il
soutint une espèce de siége avec ses habitans pour seuls
défenseurs, et qu'on jugea sa prise nécessaire pour réduire la province dont il était la capitale.

D'ailleurs, tous les faits que nous venons de citer et
qui se rapportent à un pays jadis riche et peuplé, ne
remontent pas au-delà du 15ᵉ siècle. Une grande partie

des étangs, comme l'a établi *M. Greppoz*, a été faite
dans le cours du dernier siècle, et ce n'est que dans le
16ᵉ qu'on sentit la nécessité d'établir une espèce de
droit des étangs qu'on a qualifié de coutume de Villars;
l'insalubrité du pays, par suite sa dépopulation et sa
ruine, ne sont donc pas antérieures à l'établissement des
étangs; elles sont arrivées progressivement et à mesure
qu'ils ont augmenté en nombre et en étendue.

Il nous a paru utile de chercher à éclaircir ce point
historique; plusieurs ont écrit que la Dombes avait dû
sa destruction et sa dépopulation à cette campagne du
maréchal de *Biron*; mais il n'eut ni le temps, ni les
forces nécessaires pour pouvoir parcourir un pays coupé,
un pays de chemins difficiles comme la Dombes, et y
détruire habitans et habitations; et puis, comme nous
l'avons dit, le comté de Villars dut seul souffrir, et cependant le reste de la Dombes inondée est aussi dépeuplé
que lui; enfin, la Bresse et le Bugey durent être traités
de même, et cependant rien n'y paraît; d'ailleurs, aucun
des historiens n'en parle, et néanmoins ils parlent bien
du pillage de Bourg et de Villars, où l'armée entra de
force.

Le Palatinat, sous Louis XIV, a été maltraité comme
on prétend que l'a été la Dombes à cette époque; le pays
quoique revenu depuis long-temps à la prospérité, en
conserve encore des traces nombreuses, et les historiens
de toutes les nations en ont perpétué le souvenir; ici,
tout le monde se tait, amis et ennemis; seulement aujourd'hui, plus de deux siècles après, on veut trouver à
la misère du pays d'autres causes que le fléau cruel de
l'insalubrité des étangs; c'est bien assez de son action
incessante qui, pendant deux siècles peut-être, a détruit

dans chaque période de ı5 ans, un dixième de la population, qui, maintenant où le mal s'est amoindri, en détruit encore près du vingtième, qui affaiblit par la maladie ceux qui survivent, et qui, enfin, eût consommé depuis long-temps la dépopulation entière du pays si le haut prix de la main-d'œuvre n'y appelait sans cesse de nouveaux colons (ı).

Mais dans des recherches sur l'ancien état de la Dombes, il serait important de s'assurer d'une manière précise si les étangs y sont bien anciens, et à quelle époque le plus grand nombre a été construit.

Les titres anciens prouvent que les premiers étangs ont été construits en Dombes depuis assez long-temps, mais le plus grand nombre ne l'a été que dans les deux derniers siècles.

(I) De 1820 à 1834, dans les 21 communes du pays inondé de Dombes où les décès ont excédé les naissances, on a eu 8,784 décès sur 7,526 naissances ; les décès ont donc excédé les naissances de près de I7 pour cent; mais dans les I6 autres communes du même pays, il y a eu 2,939 décès et 3,24I naissances ; ajoutant ensemble les naissances et les décès des deux sections, l'excédant des décès sera encore de 956, ou de plus du vingtième de la population qui s'élève à 18,259. (*Mémoire de M. Bodin.*)

Dans ces tables de mortalité ne se trouvent pas compris les décès des batteurs, moissonneurs et domestiques étrangers qui vont mourir dans leur pays de la fièvre qu'ils ont contractée en Dombes, ni ceux de ces jeunes domestiques dits *Carats* qu'on est obligé de renouveler en partie tous les ans.

Il n'est pas même bien établi que les décès des nombreux malades du pays qui vont mourir chaque année dans les hôpitaux de Bourg, Trévoux, Montluel, Thoissey, soient régulièrement inscrits dans leurs communes respectives; l'excès des morts sur les naissances serait donc beaucoup plus considérable que ne le montrent les registres communaux.

Et d'abord leur construction a été évidemment posté-
rieure à l'établissement du régime féodal ; à cette époque, pour prix de concession, ou de non envahissement
des fonds, les maîtres féodaux se réservèrent des rede-
vances en denrées de toute espèce que le pays produi-
sait : or, on ne cite aucune redevance stipulée en pois-
sons ; le pays alors ne renfermait donc point d'étangs ;
mais l'époque de leur établissement se rapprocherait
encore beaucoup plus de notre temps ; en effet, il résulte
des informations prises par M. Greppoz (et ces informations n'ont pu être contredites) que dans la dernière
moitié du dix-huitième siècle et les vingt premières années du dix neuvième, il aurait été construit ou aggrandi
des étangs pour 989 mille fr. dans 20 communes, soit
en moyenne pour 49,400 fr. par commune ; mais M. Greppoz a pris les communes le plus à sa portée, celles sur
lesquelles il avait le plus de connaissances, qu'il n'a
presque pas perdues de vue pendant sa longue et utile
carrière ; des travaux semblables ont eu lieu dans les 25
autres communes inondées de Dombes et Bresse. Toutefois, pour rester au-dessous du vrai et eu égard aux dix
communes inondées de Bresse qui ont moins d'étangs que
celles de Dombes, admettons que dans chacune d'elles
on ait dépensé moitié moins, soit 24,700 fr., les dépenses de construction ou d'agrandissement d'étangs, dans
les 45 communes inondées de Bresse et de Dombes, se seraient élevées au moins à 1,606,000 fr. ; mais à cette époque les travaux étaient beaucoup moins chers qu'ils ne le
sont maintenant ; or, on a porté à 300 fr. par hectare la
dépense actuellement nécessaire pour mettre en étang un
terrain disposé convenablement ; on peut donc croire que
dans la dernière moitié du dix-huitième siècle, et les

vingt premières années du dix-neuvième, la dépense aura été d'un quart de moins, ou au plus de 225 francs, et que, par conséquent, depuis le milieu du dix-huitième siècle on aura couvert d'eau plus de 7 mille hectares.

Mais M. Greppoz avait pu préciser les travaux et leur prix, parce qu'il les avait vu exécuter en plus grande partie; il n'a pas pu s'exprimer en termes aussi précis sur les temps qui lui étaient antérieurs; il est cependant certain que cet accroissement des étangs n'était que la continuation du mouvement imprimé par la diminution progressive de la population que déterminait leur augmentation en nombre et en étendue; on doit donc admettre que dans la première moitié du dix-huitième siècle et dans le siècle précédent, espace de temps deux fois plus long que l'époque positivement observée, une surface au moins égale à la première aura été convertie en étangs; ce qui porterait la surface des étangs construits depuis le commencement du dix-septième siècle, à plus de 14,000 hectares, d'où il suivrait qu'au commencement du dix-septième siècle, époque de la réunion à la France, il n'y avait pas en étang un tiers du sol actuellement inondé; or, alors Villars était encore une ville importante close de ses murailles et assez peuplée pour songer à se défendre avec ses habitans contre la petite armée du maréchal de Biron; le pays était peuplé d'habitations nombreuses maintenant détruites; or, c'est aux deux siècles qui précèdent, aux quinzième et seizième, que se rapportent les traces de prospérité évanouies que nous avons précédemment remarquées; c'est à cette époque qu'étaient debout ce grand nombre d'habitations dont on aperçoit encore les ruines : ces temps meilleurs ont donc évidemment précédé la grande inon-

3

dation du sol; à mesure qu'elle s'est augmentée, une partie considérable des habitations grandes et petites ont successivement disparu, parce qu'elles coûtaient de l'entretien et qu'elles cessaient d'être nécessaires à une population plus faible. Avec ces nouveaux étangs s'accroissait donc l'insalubrité, puisque avec eux diminuait la population; ce serait donc à eux que serait due la ruine du pays; car depuis lors il n'a éprouvé ni maladies contagieuses, ni guerres destructives.

Il résulte donc de ces données, que, depuis le commencement du dix-septième siècle, la surface inondée aurait été augmentée de plus de 14,000 hectares, et que, par conséquent, la grande inondation de notre sol ne remonterait pas à des temps éloignés.

Maintenant les étangs sont-ils dus, dans notre pays, à l'exercice et à l'abus de la puissance féodale, nous ne le pensons pas ?

La plupart des étangs ont bien été construits par les seigneurs, mais c'était sur leurs propres fonds.

Il a toujours été loisible à tous les propriétaires de faire un étang sur leurs fonds, et ils ont souvent usé de ce droit; seulement les seigneurs prétendaient à divers droits sur les étangs faits dans leur directe, mais ces droits leur étaient vivement contestés.

Ensuite il résulte de l'acte de notoriété fait à Villars en 1524, acte qui constate les usages anciens qui réglaient le droit des étangs, que nul, sans distinction de qualité, ne peut ni ne doit allonger la chaussée de son étang, si cette entreprise doit couvrir d'eau des fonds qui ne lui appartiennent pas; et au cas où cette entreprise aura été consommée, le propriétaire du fonds inondé peut, à son choix, ou se faire payer son fonds à dire d'expert, ou s'en faire assigner un de même valeur ailleurs que dans l'étang, ou enfin avoir dans l'étang une portion d'assec et d'évolage proportionnée à l'étendue de son fonds.

Mais ce droit des fonds inondés en cas de surhaussement de la chaussée d'un étang, n'était-il pas le même au cas de sa construction ? le texte ne l'indique pas; mais il nous semble que l'un est une conséquence presque nécessaire de l'autre, car il serait difficile d'admettre que le propriétaire d'un fonds inondé ait eu de plus grands droits en cas de l'agrandissement qu'en cas de l'établissement de l'étang.

D'ailleurs, nous avons remarqué que le texte est général, sans distinction de qualité: on ne peut donc admettre que les droits du seigneur, dans l'établissement ou l'agrandissement des étangs, fussent plus grands que ceux du vassal, et par conséquent la puissance féodale semble n'y avoir été pour rien.

On doit aussi conclure de ce qui précède que les étangs dans lesquels l'évolage et l'assec sont divisés, sont le produit d'une association volontaire entre le propriétaire du sol et celui de l'évolage; le propriétaire du sol a pu choisir entre le prix en argent de son fond, son échange ou la propriété d'une part proportionnelle d'assec et d'évolage; en prenant le dernier parti il a contracté une association qui lui assignait une part indivise d'évolage et une jouissance alternative de son sol, successivement en eau et en assec; il y a donc dans cette espèce de concert à la fois association et co-indivision, qui toutes deux ont été faites volontairement.

Toutefois il serait possible que cet usage eût varié puisque, le plus souvent, les portionnaires de l'assec n'ont rien dans l'évolage; autrement il faudrait qu'à l'époque de la construction, le propriétaire eût consenti avec ou sans indemnité, à borner son droit à celui d'assec et de pâturage.

En 1524, époque où l'usage qui réglait le droit des propriétaires des fonds dans l'établissement ou l'agrandissement des étangs a été écrit en acte authentique, la population de la Dombes était encore nombreuse et le sol bien cultivé, puisqu'une grande partie des constructions importantes du pays paraissent contemporaines ou peu antérieures à cette époque; le sol en labour avait alors plus de valeur relative, sa culture était moins coûteuse et son produit net, par conséquent, plus considérable; c'est par cette raison que l'usage d'accorder une part dans l'évolage avec le droit d'assec était généralement établi; mais plus tard, lorsque les étangs devenus plus nombreux eurent successivement, et petit à petit, détruit la population, la valeur du sol en culture s'affaiblit pendant que la valeur relative du sol inondé s'accrut; et le plus souvent, à ce qu'il semble, dans ce nouvel état de choses, le propriétaire se trouva suffisamment indemnisé par le droit d'assec sur son fonds et le pâturage sur tout l'étang; cependant nous pensons que ce ne serait qu'avec son assentiment que les choses se seraient ainsi réglées et qu'on aurait dérogé à l'usage.

D'ailleurs le propriétaire d'une petite pie d'assec aura d'autant moins tenu à avoir une part d'évolage, que cette portion le forçait de contribuer pour une part proportionnelle dans la construction, l'entretien et la réparation de la chaussée, des thous, des daraises et dans les frais d'empoissonnage et de pêche; ces embarras sont grands lorsque la part proportionnelle est petite; il a

donc pu renoncer facilement à sa prétention sur l'évolage; aussi remarque-t-on qu'il n'y a guère que de grands
propriétaires d'assec qui aient une part dans l'évolage.

§ Ier.

Après tous ces préliminaires établis, toutes ces données, résultat médiat ou immédiat de l'enquête et de
la connaissance du pays, il nous reste à entrer dans les
deux questions les plus importantes et auxquelles se
rattachent toutes celles qui précèdent.

1° Quelles sont les causes de l'insalubrité de la
Dombes;

2° Quels sont les moyens d'y remédier.

Et d'abord quelles sont les causes de l'insalubrité :

La presque totalité des personnes interrogées convient de l'insalubrité des étangs; une grande partie les
accuse d'en être la principale cause, un petit nombre
l'attribue en premier ordre à la nature du sol, d'autres
aux prairies marécageuses, quelques-uns à la flouve, et
presque tous ont aussi donné comme l'une des causes le
mauvais régime des habitans. En même temps un grand
nombre de faits ont été produits dans le cours de l'enquête, qui ont prouvé que la salubrité reparaissait toutes
les fois que les étangs étaient desséchés; la commission
en s'appuyant sur les faits nombreux que lui a révélés
l'enquête, sur l'avis de tous les médecins qui se sont occupés de salubrité, de tous les agronomes et les écono-
nomistes qui ont écrit sur la matière; en remarquant
que la Dombes avant la multiplication des étangs était
beaucoup plus cultivée et plus peuplée que depuis qu'ils
ont envahi les meilleures parties du sol, que depuis lors
plus de la moitié de la population et des habitations

semblent avoir disparu, que pendant que la Bresse, de
même formation que la Dombes, avec un sol moins bon,
moins salubre, en desséchant ses étangs est arrivée à un
état prospère et une population de 1,600 âmes par lieue
carrée, la Dombes, au contraire, en multipliant les
siens est descendue à une culture du sol presque sans
produit net et à une population de moins de 400 âmes
par lieue carrée; remarquant enfin que l'insalubrité et
les fièvres apparaissent partout avec les étangs; et,
qu'ainsi que nous le verrons dans un moment, la salubrité reparaît partout où se sont faits des dessèchemens;
par tous ces motifs, disons-nous, la commission est restée unanimement et pleinement convaincue que les
étangs sont, sans aucun doute, la plus puissante cause
de l'insalubrité de la Dombes.

Elle admet que les prairies marécageuses, le mauvais
régime et peut-être la nature du sol y contribuent aussi,
mais elle pense que toutes ces causes réunies sont loin
de produire un effet délétère comparable à celui des
étangs.

Il est bien certain qu'on rencontre toujours et partout
des causes d'insalubrité, et l'organisation humaine a été
douée des forces nécessaires pour leur résister lorsqu'elles
n'ont pas trop d'intensité; mais lorsqu'elles sont très-
multipliées et que l'une d'elles surtout sévit sur un grand
nombre de points, alors l'organisation succombe sous
leur puissante influence devenue plus forte qu'elle; c'est
dans ce double cas que se présentent la Bresse et la
Dombes: la Bresse a plus de prairies marécageuses, des
marais plus étendus, la nature de son sol est plus insalubre, la nourriture ainsi que le régime des habitans y
sont plus mauvais qu'en Dombes, et cependant la santé

de la population y est à peine altérée par ces influences; pendant qu'en Dombes, à ces causes qui y sont d'une moindre énergie, viennent se joindre les marais qui se forment sur le bord de tous les étangs disséminés sur tous les points, et la santé générale y succombe.

Une fois fixée dans son opinion, la Commission doit donner les motifs de sa conviction, qui ne sont point renfermés dans ce qui précède.

Pour juger d'abord quelle portion du mal doit être attribuée aux prairies marécageuses, nous remarquerons qu'à peine un 6me des communes inondées en contient, que le bassin de ces prairies a généralement peu d'étendue, et enfin que les communes où il s'en trouve sont loin d'être les plus malsaines, puisque dans celles du *Plantay*, de *Chanoz-Chatenay*, *Joyeux*, *Cordieux*, le *Montellier*, *Ste-Croix*, où on en rencontre, les naissances surpassent notablement les décès; enfin si l'on ajoute que la ville de Bourg traversée en quelque sorte par une vaste prairie marécageuse est loin d'être malsaine, il en résultera que cette cause d'insalubrité n'a pas une grande intensité.

Maintenant nous ne mettons pas en doute que le régime suivi par les hommes de campagne en Dombes ne soit véritablement mauvais, que leur nourriture, leurs vêtemens, leurs logemens, ne soient réellement insuffisans et peu sains; qu'ils ne s'exposent très-imprudemment et peu vêtus à toutes les influences d'un air refroidi et malsain; mais ce régime n'est dangereux qu'à cause de l'insalubrité du pays, car ni la nourriture, ni le logement, ni les vêtemens, ni les soins de toute espèce ne sont meilleurs en Bresse ni dans dans la montagne; ils y sont au contraire plus mauvais, et cependant l'état sanitaire y est bon.

Il y aurait à disculper la flouve du tort qu'on veut lui faire; nous pensons que c'est bien assez pour elle qu'on puisse l'accuser d'être une plante puante ; mais comme on ne la rencontre pas dans toutes les communes malsaines, qu'elle se trouve dans d'autres qui ne le sont pas, qu'elle ne vient que dans les seiglières des parties les plus sèches, nous ne lui attribuerons aucune part dans l'insalubrité (1) ; un fait d'ailleurs est resté unanimement constaté dans l'enquête, c'est que l'amendement de la chaux la fait toujours et partout disparaître.

Maintenant, voyons quelle part d'insalubrité peut être attribuée à la nature du sol.

Plusieurs membres de la Commission révoquent en doute l'influence du sol sur la salubrité; cependant tous estiment qu'en admettant cette influence, l'insalubrité ne peut provenir que de l'imperméabilité du sol; mais nous avons vu que cette imperméabilité est bien moindre en Dombes qu'en Bresse, parce que le sol y est plus profond et moins argileux; la part d'insalubrité que la Dombes peut devoir à son sol serait donc moindre que celle qui règne en Bresse; or, les fièvres peu nombreuses, il est vrai, qu'essuie cette dernière, ne l'empêchent pas de croître en prospérité, en richesse et en population ; cette cause ne pourrait donc avoir qu'un effet peu sensible en Dombes, d'autant mieux qu'à mesure qu'on avance vers le Midi, on y voit augmenter la profondeur du sol, et par conséquent diminuer la part d'insalubrité qui pourrait lui être due.

(I) On peut citer à l'appui de cette opinion les expériences multipliées de M. de Moyria-Maillat. Il a pris la flouve en infusion, il en a respiré l'odeur pendant des semaines entières, sans en éprouver aucun dérangement de santé,

D'ailleurs encore les faits de l'enquête arrivent nombreux pour prouver l'insalubrité des étangs.

Dans le Forez, pays d'étangs le plus voisin du nôtre, la terre de M. *Bastard de l'Étang* a été délivrée de ses fièvres annuelles par le desséchement de ses étangs.

Plus près de nous, on nous a fait remarquer que Marlieux est moins malsain depuis que l'étang qui le touche a une année d'assec sur trois, au lieu d'être toujours en eau, et que c'est dans les années d'assec que les fièvres sont plus rares.

La commune de St-André-de-Corcy, d'après la déclaration de ses habitans, voit augmenter ou diminuer son insalubrité suivant que les étangs voisins sont en eau ou en assec.

Les habitans du château de la Saulzaie n'éprouvent point de fièvres lorsque les étangs de l'Allée et Berthet sont en assec; ils en sont au contraire affligés lorsque ces étangs sont en eau.

Le plus grand nombre des habitans de Villars s'est réuni pour déclarer que leur pays est moins malsain depuis douze ans que l'étang Neuf a été desséché par M. *Greppoz*.

D'autres ont établi en fait que la commune de St-Trivier avait beaucoup gagné en salubrité depuis le desséchement de l'étang de 40 hectares qui la touchait.

Des témoignages nombreux et imposans attestent encore qu'il en serait de même de Villeneuve, où les fièvres sont devenues plus rares depuis le desséchement de ses étangs.

M. *Bodin* (Alexandre) habite toute l'année avec sa famille et de nombreux domestiques le château de Montribloud, habitation jadis très-malsaine, et il s'y déclare rarement des fièvres depuis le desséchement de quatorze étangs voisins.

Ce desséchement a modifié aussi fort heureusement l'état sanitaire de St-André-de-Corcy.

Il a aussi influé très-favorablement sur la salubrité de la commune de Civrieux dont la partie méridionale est presque entièrement assainie par le desséchement des étangs de Montribloud, et le serait tout-à-fait si les deux seuls qui restent étaient aussi desséchés; cependant, dans cette commune, la propriété de Bussiges n'a rien gagné parce que ses étangs subsistent encore; mais cette propriété, placée au nord de la commune, influe heureusement peu sur sa salubrité.

L'habitation du *Montellier* éprouve moins de fièvres par suite du desséchement de deux étangs immédiatement voisins.

La commune de Ste-Croix a desséché ses étangs en même temps qu'elle a assaini son marais, et depuis cette époque les naissances excèdent de 2 à 3 p. $^0/_0$ les décès, quand auparavant c'était la proportion inverse.

M. Rousset, de Trévoux, déclare que sur une population de quarante-cinq personnes qui habitent sa propriété, il n'y a pas un seul fiévreux lorsque son étang voisin est en assec, et qu'il y en a au contraire beaucoup lorsqu'il est en eau.

Enfin, Dompierre-sur-Chalaronne est une commune généralement saine et dont le sol est de bonne qualité; cependant elle renferme un grand étang, l'Etang Paulin; et il est de fait que lorsque cet étang est en eau, les fièvres se montrent nombreuses dans les parties de la commune qui l'avoisinent, pendant qu'elles y sont à peine aperçues dans les années d'assec.

La commune de St-Nizier-le-Bouchoux en Bresse, placée presqu'à la limite nord du département, et par conséquent très-éloignée du pays inondé, est néanmoins la plus malsaine de la Bresse parce qu'elle a encore six étangs et entr'autres l'Etang de *Verset* de plus de 100 hectares; or, l'on remarque que lorsque cet étang est en eau, les hameaux de St-Nizier qui en sont les riverains au midi et ceux de Cormoz qui le sont au nord, essuient des fièvres nombreuses, pendant que dans les années d'assec qui sont heureusement plus fréquentes que celles de l'inondation, elles y sont rares.

Ces faits sont nombreux et constatés; ils ne peuvent être accusés ni de théorie ni d'utopie; ils achèvent donc d'établir de la manière la plus précise le fait de l'insalubrité des étangs et du retour de la salubrité par leur mise en assec; et ils prouveraient au besoin que les autres causes qu'on a alléguées ont peu d'importance, puisque la salubrité a reparu dans les communes que nous venons de nommer par le desséchement de quelques étangs, malgré que rien n'y ait été changé pour la nature du sol, les prairies marécageuses et le régime des habitans.

§ II.

On peut s'expliquer assez naturellement cette insalubrité des étangs; il est admis partout et sans contestation que les marais sont la plus puissante cause de l'insalubrité; mais en Dombes, ces marais que la disposition et la nature particulière du sol se refusaient à produire, les étangs nous les fournissent nombreux et sur tous les points du pays.

Les marais des sols imperméables sont presque tou-

jours dus à des couches peu épaisses d'eaux stagnantes
qui recouvrent le sol sans écoulement, et qui disparais-
sent plus ou moins pendant les chaleurs de l'été en laissant à découvert le sol encore pénétré d'eau ; or, chaque
étang est entouré d'un marais de cette espèce que l'eau
de l'étang a fait naître, qui grandit chaque jour par l'effet
de l'évaporation ; ce marais qui entoure toute la circonfé-
férence de l'étang et vient des deux côtés aboutir à la
chaussée, passe successivement de l'état de sol inondé à
celui de sol humide, et bientôt de sol desséché ; ces trois
états de marais sont éminemment malsains et plus encore, à ce qu'il semble, lorsque le soleil a desséché en
partie leur surface, et qu'il échauffe un sol encore pénétré
d'eau et couvert de plantes marécageuses, de vase et de
débris d'insectes.

Ces marais, comme nous l'avons dit, font ceinture autour des étangs et sont distribués sur toute la surface du
pays inondé.

Mais, d'après ce que nous verrons plus tard, moitié à-
peu-près de la surface des étangs est en assec et l'autre
moitié en eau : 10,000 hectares au moins sont donc
inondés chaque année ; mais dans le cours de l'été, par
l'effet de la sécheresse et des filtrations, un tiers au
moins de cette surface se découvre ou reste couvert
d'une couche d'eau très-mince et forme, par conséquent,
des marais qui sont successivement inondés, humides et
desséchés. Le pays inondé renferme donc sur la fin de
l'été 3 ou 4,000 hectares de marais qui vont s'agrandis-
sant jusqu'à la saison des pluies en passant successivement par les conditions les plus malsaines, et chaque
commune en est plus ou moins infestée dans tous ses
points ; l'insalubrité qui en résulte s'explique donc très-

bien, et il y a peut-être lieu de s'étonner que les effets n'en soient pas plus malfaisans.

§ III.

Divers moyens ont été proposés pour diminuer l'insalubrité des étangs; le premier consisterait à clore l'étang par un fossé et une petite chaussée placée à la hauteur où les eaux s'abaissent ordinairement dans l'été; mais ce procédé serait assez cher à exécuter, ôterait à l'étang un tiers de sa surface, au poisson, un tiers de son parcours; et puis l'eau ne pourrait être contenue à moins d'une épaisse chaussée qui aurait alors cinq à six fois autant de développemens que la première; à travers une chaussée mince telle qu'on la ferait avec la terre d'un fossé, l'eau filtrerait et rendrait marécageux le terrain même qu'on voudrait assainir; cette chaussée empêcherait encore l'eau des pluies de pénétrer dans l'étang, et si pour l'introduire on y plaçait une écluse, il serait presque impossible que la pression de l'eau ne la fît pas s'échapper par les joints pour remonter sur le sol séparé par la chaussée.

M. *Guerre* propose encore d'élever le niveau du terrain qui se dessèche en été avec la terre d'un large fossé; mais ce fossé serait bien large, et l'élévation du sol qui devrait souvent être de plus de 18 pouces coûterait beaucoup plus que la valeur du terrain; et puis enfin l'établissement de ce fossé dans le haut de l'étang, outre qu'il serait une perte de terrain, attirerait le poisson et le mettrait à la merci des voleurs.

D'autre part, M. *Ponchon* a proposé de labourer les rives des étangs à mesure que l'évaporation les laisse à découvert; mais ce moyen destructeur du pâturage ne ferait, nous le pensons, qu'accroître l'insalubrité, parce que la putréfaction des plantes et des racines serait beaucoup plus active quand on aurait détruit leur vitalité; ces divers moyens proposés sont donc tout-à-fait impuissans pour réparer le mal qui existe.

§ IV.

Maintenant que la cause de l'insalubrité nous paraît bien connue, quels sont les moyens de parer à cet état de choses si fatal à ce pays?

La commission n'hésite pas à dire que le premier, le seul moyen sûr d'atteindre le but, serait le dessèchement des étangs; mais elle déclare repousser tout dessèchement brusque, simultané, qui serait l'effet de la con· trainte; elle propose un dessèchement progressif, amené par la conviction, et par conséquent facultatif.

Toutefois elle doit commencer par dire qu'il résulte soit de l'enquête, soit de ce qu'elle a vu sous ses yeux, qu'il y a amélioration dans le pays; de toutes parts l'emploi de la chaux fait surgir des moissons d'une beauté inespérée; de grands domaines vendus en détail permettent à la petite propriété de s'établir; de nouvelles habitations s'élèvent sur ces propriétés divisées; les maisons manquent pour loger ces nouveaux propriétaires, ces familles qui se divisent, ces étrangers qui viennent se fixer dans le pays : bien plus, nous devons le dire, et cela résulte de l'enquête aussi bien que du dépouillement des registres de l'état civil, il semble que l'insalubrité tende à s'amoindrir, le prix élevé de l'avoine a fait multiplier les années d'assec relativement à celles de l'évolage; la plupart maintenant des étangs libres se sèment, tous les deux ans, en avoine; les queues et les

rives des étangs qui restaient en mauvais pâturage se labourent pour en produire aussi; l'usage de la jachère qui
les tient deux années de suite en assec, se multiplie et
on voudrait la leur donner tous les six à huit ans au
moins; on arrive donc ainsi (mais nous dirons sans s'en
douter) à un commencement de dessèchement; il en résulte que moitié de la surface des étangs serait, chaque
année, en labour, pendant que dans les temps anciens
il y en avait à peine le quart; aussi le décroissement
de la population semble diminuer; déjà, dans quinze
communes inondées, les naissances surpassent les décès;
il y a donc amélioration; mais cette amélioration, nous
devons nécessairement l'attribuer à la diminution d'un
quart dans la surface du sol inondé.

Nous rencontrons là encore, sans la chercher, une bien
grande preuve de la convenance et de l'utilité du dessèchement entier du pays; et puis le succès de la jachère
sur tous les étangs, les grands produits du froment qui
lui succède, l'amélioration que de toutes parts on nous
a dit qu'il en résultait pour les récoltes suivantes, annoncent les grands produits que donnerait l'assolement dés
étangs en labour.

Toutefois, ne nous faisons pas illusion; dans cet état
meilleur dû au dessèchement partiel et momentané d'une
partie du sol inondé et à l'emploi de la chaux, la misère, le mal, sont encore bien grands; il y a encore,
comme nous l'avons vu, en moyenne, dans d'assez courtes
périodes d'années, une perte de plus du vingtième de la
population.

Et puis cette amélioration ne peut être progressive
qu'autant que les dessèchemens accompagnés du chaulage prendront du développement et en donneront par la

même à la salubrité; la première chose à faire est d'assainir cette terre, qui, au lieu de nourrir nne population
heureuse et riche, l'énerve par la maladie, et fait périr
avant le temps, ses enfans qui devraient la féconder et
la travailler.

§ V.

Les étangs se sont établis dans un temps où la livre
de poisson valait 10 livres de froment, 15 à 20 livres
d'avoine, et 2 à 3 livres de viande de boucherie; maintenant qu'elle ne vaut plus que 3 livres de froment,
4 livres d'avoine, et 2/3 de livre de viande de boucherie, les intérêts ont grandement changé; est-il naturel
de continuer à sacrifier à cette production les meilleurs
fonds du domaine.

Les fonds inondés, disent les amis des étangs, rapportent le double au moins de ceux en corps de domaine;
mais ce sont les meilleures terres, ce sont les anciens
prés; à l'époque où ils furent mis en étangs; ils valaient
déjà beaucoup plus que les autres fonds, et il est hors
de doute qu'ils reviendraient aisément à cette valeur relative si on les rappelait à leur ancienne destination.

Et puis ce produit des étangs est grandement casuel;
les sécheresses leur ôtent les eaux et par conséquent
empêchent le poisson de profiter; les grandes eaux entraînent le poisson, rompent les chaussées; un coup de
tonnerre frappe de mort une grande partie du poisson;
les grands hivers le font périr sous la glace; s'il s'élève
un vent du midi chaud, il périt à la pêche sur la boue
ou en route dans les tonnettes; trop ou trop peu de bro-
chets font manquer la pêche; et puis les avoines qu'on
ne peut semer qu'après le 25 mars, époque où l'on doit

l'assec, sont souvent prises par la sécheresse du printemps, ou lorsqu'il pleut un peu trop sont noyées et op-
primées par les plantes aquatiques que favorise l'humidité : les produits des étangs sont donc beaucoup plus
chanceux que ceux des terres labourables, et sont par là
beaucoup diminués.

Ajoutons que leur entretien est dispendieux ; c'est souvent des claves à refaire, des chaussées à rechausser,
recharger et fagotter, des thoux et des daraises à entretenir à grands frais et à renouveler tous les 25 ans ; des
rivières de ceinture à faire et à entretenir ; toutes les dépenses sont nombreuses, positives et nécessaires, et les
produits aventureux ; enfin l'économie des étangs est difficile ; il est peu d'hommes qui l'entendent bien, ce qui
ajoute encore des chances de perte.

D'ailleurs, comme nous l'avons dit précédemment, des
élémens nouveaux ont surgi dans notre agriculture ; avec
l'amendement de la chaux et les labours profonds, les
champs des domaines qui produisaient 4 à 5 pour un en
seigle, arrivent à donner près du double en froment ; ils
produisent le trèfle, les fourrages racines de toute espèce
pour les bestiaux et de riches moissons de colzat pour
livrer au commerce ; ces produits sont doubles au moins
de celui du poisson et de l'avoine, et deviennent encore
plus grands lorsqu'avec les mêmes circonstances on les
demande aux fonds eux-mêmes des étangs ; la chaux et
les cendres sont donc là pour donner cette première impulsion de fécondité nécessaire à une production plus
riche, à la création de fourrages, et par conséquent d'engrais qu'exige une culture améliorée.

4

§. VI.

On nous dit que les capitaux manquent pour se pro-
curer de la chaux; mais la chaux donnée au sol n'est
qu'un prêt en quelque sorte usuraire, la récolte qui suit
le chaulage donne en surplus du produit ordinaire de
quoi chauler une étendue plus grande, presque double
de celle de l'année précédente; avec l'amendement de la
chaux les produits des terres labourées sont donc devenus bien supérieurs à ceux des étangs; le même intérêt
de conservation n'existe donc plus; d'ailleurs le raison-
nement et l'expérience surtout prouvent que ces étangs,
jadis les meilleurs fonds du domaine, donneraient encore
avec les mêmes moyens un produit plus avantageux que
les terres labourées, et surtout ils renferment la place
de ces prés dont l'agriculture de Dombes a un si grand
besoin: le produit qu'on en tirerait doit donc conduire à
leur desséchement.

Mais avec la rareté des bras et la cherté de la main-
d'œuvre, comment arriver à suivre ces riches assolemens
dans lesquels entrent le trèfle et les récoltes sarclées?
les récoltes de trèfle coûtent une fois moins de travail
que la jachère, et les récoltes sarclées, si on les travaille
avec la houe à cheval surtout dans les deux directions
perpendiculaires, ne demanderaient en surplus de travail
sur la jachère guère que la main-d'œuvre de leurs récoltes.

On conçoit que les bras manquaient à une culture
pauvre dont les maigres produits ne pouvaient payer qu'un
petit nombre de serviteurs; mais alors que le froment
et le colzat donnent d'abondantes récoltes, que le trèfle
et les fourrages-racines peuvent nourrir de nombreux

bestiaux, les entretenir en état et en faire un produit principal de l'exploitation, au lieu qu'ils en étaient une lourde charge, alors, disons-nous, des domestiques plus nombreux accourront appelés par les gros gages, pour prendre part à cette culture productive.

Et puis la faulx pour moissonner, la machine à battre pour extraire le grain, diminuent des trois quarts la main-d'œuvre si pénible des moissons et battaisons; ces moissonneurs et batteurs étrangers que décimait le terrible et interminable travail de la faucille et du fléau, après avoir abattu les moissons avec la faulx, aidé même la machine à battre, s'emploieront à la culture nouvelle, lui fourniront les supplémens de travail qu'elle exige, dépenseront en tout moins de temps, et coûteront par conséquent moins d'argent que le faucillage et le battage à bras d'hommes.

M. *Guichard* donne sans nourrir 2 fr. pour faucher, ramasser, lier et charger la récolte d'un boisseau de semaille; la moisson de ses 360 boisseaux de semence lui coûtera donc 720 fr., et ses ouvriers gagnent autant par jour qu'ils gagnaient à moissonner le seigle des anciennes exploitations; mais ses 4,000 boisseaux à recueillir à la faucille lui auraient coûté 400 boisseaux d'affanure et un tiers en sus, soit, si on veut, un quart pour la nourriture; en tout 500 boisseaux ou 2,500 fr. pour rester à un prix moyen; c'est donc 1,800 fr. de bénéfice net sur ce point.

Avec la machine à battre, il dépensera moins de 50 cent. par hectolitre, soit 500 fr., pendant qu'avec le fléau il lui en aurait coûté 2,500 fr. comme pour moissonner; voilà donc un bénéfice de 3,800 fr. réalisé, dont la moitié seulement, répandue en main-d'œuvre sur l'exploitation, paiera tout le surplus de travail de ses récoltes sarclées;

sans doute la machine à battre n'est pas à la portée de tous, demande des avances et des constructions, mais il n'en est pas de même de la faulx, et les ouvriers eux-mêmes n'auraient pas d'objection; car ils gagnent à-peu-près autant par jour, mais avec moins de peine qu'avec la faucille.

D'ailleurs des expériences nouvelles faites, cette année, par M. Jaëger à Chalamont, sur l'emploi du rouleau à battre, ont pleinement confirmé celles déjà précédemment faites sur plusieurs points de notre pays; et il en résulte que l'emploi d'un rouleau de pierre épargne moitié peut-être de la dépense pour le battage du froment, et ne laisse plus aux hommes qui s'y emploient qu'une main-d'œuvre très-peu pénible et désormais sans danger pour leur santé.

§ VII.

On insiste et on dit : Ces abondantes récoltes de fourrages, de racines, de céréales, demandent des constructions nouvelles ? mais on répond qu'il suffit d'abord d'accroître l'étendue des écuries pour les bestiaux; car, d'une part, les céréales de toute espèce et les fourrages peuvent se mettre en meule et s'y conserver tout au moins aussi bien que sous l'abri de constructions dispendieuses; d'autre part, les fourrages-racines passent très-bien l'hiver à l'abri sous une couche de terre; et puis ces améliorations sont toutes progressives; chaque année les produits augmentent, et à mesure que le besoin se fait sentir on pourvoit aux nécessités avec une partie du surplus du produit net.

Avec des terres labourables qui donnent maintenant en produit net près du double des étangs, les meilleurs fonds des exploitations ne doivent plus rester en eau, système fatal qui, en ruinant la santé des habitans, cause seul le haut prix de la main-d'œuvre; d'ailleurs, nous l'avons dit, le trèfle, les vesces d'hiver et de printemps (car le succès de la luzerne est encore incertain dans le pays) ne peuvent suppléer les prairies dans notre contrée à sécheresse estivale; il faut donc redemander aux étangs les anciennes prairies du pays qni étaient le nerf de son agriculture; sans doute il eût mieux valu commencer l'opération par là, parce qu'on eût immédiatement amélioré la salubrité; mais cette marche ne convient qu'à de riches propriétaires qui peuvent faire tout d'un coup des avances considérables sans y rentrer immédiatement.

La culture du petit propriétaire ou du fermier peu aisé ne peut pas marcher ainsi; elle doit commencer par prendre des forces dans l'amélioration par le chaulage de ses terres arables, et les bénéfices qu'il y trouvera lui donneront les forces nécessaires pour arriver au desséchement des étangs dans le fonds desquels il retrouvera ses anciennes prairies.

§ VIII.

Mais il est un moyen avantageux de parer à la rareté de la population, à la cherté de la main-d'œuvre, et d'épargner en plus grande partie les capitaux nécessaires pour constructions, ce serait l'adoption du système de culture pastorale mixte; M. *Moll*, ancien professeur de *Roville*, homme aussi habile en théorie qu'en pratique, dans un Mémoire très-bien fait qui semble avoir été produit exprès pour la question, propose en desséchant les étangs qu'il regarde comme la seule cause de l'insalubrité, d'adopter pour les pays d'étangs où les bras sont rares et la main-d'œuvre chère, des assolemens avec pâturage permanens comme dans le pays de Bray, ou alternes comme dans le Holstein; il cite particulièrement le pays de Bray, parce que son sol lui paraît tout-à-fait analogue au nôtre; il s'est rencontré dans cette idée avec M. *Nivière* que le plateau de Dombes attend comme un de ceux qui doivent le régénérer, et qui, dans ce moment même, étudie, en Allemagne, cet assolement avec ses conditions et ses conséquences; il est d'accord avec M. *Greppoz* qui prêche partout la création de la viande, source abondante d'engrais et de travail peu coûteux; enfin c'était là le système que nous avons entendu à diverses reprises proposer par M. *Rivoire* que la Dombes regarde avec raison comme connaissant bien le pays, sa culture et les étangs.

Dans toute la Dombes méridionale, les moutons réussissent très-bien; les bestiaux vivent déjà presque toute l'année au pâturage, mais ces pâturages sont maigres, infestés de mauvaises plantes, de broussailles; on les en débarrasserait pour les rendre plus productifs; on en établirait de nouveaux et de très-bons dans une partie des champs améliorés par le chaulage et les engrais; et le parcours, à la fin de l'été, des prairies du fond des bassins des étangs dont le premier foin fournirait la nourriture d'hiver, viendrait puissamment au secours des autres pâturages de l'exploitation.

Dans ce nouveau système, soit que les pâturages soient permanens comme dans le pays de Bray et le Charollais, soit qu'ils se défrichent régulièrement comme dans le Holstein, le Mecklembourg, et une partie de la Suisse, il faut peu de main-d'œuvre; il ne faut pour les bestiaux des abris que pour la nuit, et encore la passeraient-ils

avec avantage pour le sol, et sans inconvéniens pour
eux-mêmes dans les pâturages; ces bestiaux qu'on achète
au printemps pour les mettre dans les prés, et qu'on renouvelle pour l'automne, ne sont point hivernés, et ne
demandent, par conséquent, point de constructions spéciales; les prés d'embouche du Charollais ne semblent
point de qualité supérieure à ceux de *Montribloud*, du
Montellier faits dans la place des étangs desséchés; les
compôts de chaux ou des cendres répandues à la surface
y assurent la quantité et la qualité du produit.

Un pareil système de culture demanderait peu d'a-
vances de construction, peu de main-d'œuvre, et, par
conséquent, il conviendrait éminemment à un pays où
manquent les capitaux et la population; d'ailleurs il
trouverait dans Lyon un débouché toujours ouvert et toujours disposé à écouler favorablement ses produits.

§. IX.

L'enquête nous a éclairés d'une manière très-satisfai-
sante sur toutes les conditions nécessaires pour faire
réussir les récoltes dans les étangs desséchés; les parti-
sans comme les adversaires des étangs sont d'avis que,
pour les dessécher d'une manière utile et durable, il est
convenable, nécessaire même, de rompre la couche du
bêton formé par le séjour des eaux, et d'y appliquer ensuite l'amendement de la chaux.

Mais il est diverses méthodes de rompre ce bêton; le
moyen le plus simple, le moins coûteux, consiste à
donner avec un fort attelage un labour de 10 à 11 pouces;
ce travail coûte 24 à 30 fr. par hectare; un effet analogue
peut être produit par un premier labour de 6 pouces et
un second de 5 dans la même raie qui coûteraient

ensemble 36 fr.; si l'on donne deux labours profonds
dans la même raie pour avoir un défoncement de 14
pouces, on dépenserait 45 fr.; si après un labour profond
on place dans la raie douze à quinze hommes qui lèvent et jètent sur la surface labourée une couche de 8
pouces, on dépense en moyenne 100 à 120 fr.; enfin les
frais s'élèvent de 240 à 300 fr. si l'on travaille à deux
fers de bêche et que l'on défonce à 20 pouces; ces diverses méthodes toutes employées dans les différens
cantons de la Dombes, prouvent la profondeur et l'homo-
généité du sol dans ce pays; de pareilles façons données
en Bresse et presque partout ailleurs, amèneraient sur le
sol une couche infertile qui ne deviendrait productive
qu'à force de temps et d'engrais, ce qui prouve surabondamment ce que nous avons précédemment énoncé, que
le fonds des étangs est une accumulation de terre végétale et par conséquent productive.

On s'accorde généralement à dire qu'il y a avantage
à cultiver le sol défoncé pendant 2, 3 ou 4 ans, avant de
le mettre en prairie; le système de culture serait donc
le même pour les parties de sol qu'on voudrait laisser en
culture, que pour celles qu'on voudrait réduire en prés.

Le succès des récoltes de froment après la jachère nous
montre, à ce qu'il semble, la voie la plus économique à
suivre; il suffirait donc, à vrai dire, surtout lorsque le sol
ne serait point très-argileux, d'un labour de 7 à 8 pouces
qui romprait en plus grande partie le bêton, et ameu-
blirait suffisamment le sol; on ferait suivre ce labour d'un
chaulage en compôt qu'on recouvrirait par un labour léger, et le succès, nous le pensons, serait déjà assuré;
toutefois, dans un sol profond nous préférerions que l'o-
pération commençât par un labour de 10 à 11 pouces.

Dans ce défoncement et le chaulage qui le suit, la terre a reçu toutes les conditions de fécondité nécessaires pour y faire une culture productive; la première année on y récolte du froment qui paie une grande partie des frais; le trèfle semé au printemps sur le froment donne, l'année suivante, un abondant fourrage; on fait ensuite succéder au trèfle les pommes de terre fumées.

Si l'on veut établir une prairie, on nivelle son sol pendant l'hiver; ce nivellement n'exige pas beaucoup de main-d'œuvre, parce que la culture en étang et le travail des eaux disposent assez naturellement le sol pour être mis en prairie; au printemps on sème les graines de foin qu'on recouvre d'un engrais superficiel.

M. *Greppoz*, après l'année de défoncement et de chaulage, tire une récolte de pommes de terre, suivie, l'année d'après, par l'établissement de la prairie; M. *Catimel*, maire à Marlieux, cultive pendant trois ans au moins; il fume sa terre en outre du chaulage, et il pense que les deux premières années de produit du froment, du trèfle ou de la récolte sarclée, doivent couvrir, en outre du revenu ordinaire, les dépenses en labour, amendemens, engrais, nivellement et achats de graines de foin, qu'il évalue en masse à 375 fr. par hectare; M. *Catimel* est un des hommes remarquables de Dombes, judicieux, plein d'intelligence et d'une volonté ferme, il aura pour sa part contribué beaucoup à l'amélioration de son pays; M. *Crosier* évalue cette dépense à 540 fr.; M. *Greppoz* père à 600 fr.; M. *Greppoz* fils, à 360 ; M. *Bodin* (Alexandre) à 380 fr. Ces différences dans les prix pour une même opération dépendent surtout de la profondeur du défoncement; mais dans toutes ces méthodes, deux ou trois années de culture avant l'établissement de la prairie, font rentrer pour les uns la totalité, et pour les autres la plus grande partie des avances.

Le succès n'est pas toujours en rapport avec les dépenses faites, en sorte que nous conseillerions de borner la dépense à 3 ou 400 fr. plutôt que de la porter à 5 ou 600 fr.; les procédés dispendieux mettent l'opération hors de la portée de la plupart des cultivateurs; pour les plus riches même il y a tout avantage à l'appliquer à de grandes étendues plutôt que de la concentrer sur une moindre surface; quelle que soit la profondeur du sol, il est bien rare qu'il y ait un grand avantage à ramener à la surface celui qui se trouve à 20 pouces de profondeur; n'oublions pas le précepte de Caton : *Bene colere optimum, optime pessimum;* dans tous les cas le grand défoncement ne peut convenir qu'au sol du fonds des étangs où les terres s'accumulent depuis long-temps.

Le fumier nous semble éminemment utile au premier établissement de la prairie; il ajoute à la chaux la condition essentielle qui lui manque, l'humus favorable aux produits des graminées, et il assure la récolte des premières années de la prairie; dans les années qui suivent, les anciennes eaux de l'étang, reçues et distribuées avec soin, serviront à entretenir la prairie dans sa fécondité; si elles ne suffisent point, des cendres ou de la chaux en compôt donnent abondance et qualité aux produits; M. *Bodin* a fumé avec un compôt de chaux une partie d'étang restée faible parce qu'elle n'avait point été suffisamment défoncée; cette partie est maintenant de beaucoup la meilleure, et elle lui produit au-delà de 250 fr. par hectare (1); mais si au lieu de mettre la faulx dans

(I) M. Bodin nous a donné la composition d'un compôt, dont nous avons vu d'excellens effets sur ses prés.

ces prés on en fait des prés d'embouche, il n'y a aucun engrais, aucun amendement à ajouter; ils deviennent au contraire de plus en plus féconds par le séjour pendant le jour et la nuit des bestiaux qu'on y engraisse.

§ X.

Déjà, comme nous l'avons dit, sur un grand nombre de points de Dombes, le système nouveau a dépassé dans ses produits les espérances qu'on pouvait concevoir; mais bientôt, par l'installation de M. *Césaire Nivière* à la Saulzaie, il recevra une impulsion plus vive, plus puissante; sa première opération, le desséchement de 32 étangs, rendra en grande partie la salubrité à cette propriété, condition absolument nécessaire pour l'établissement d'une culture exemplaire et d'une école d'agriculture.

Les bonnes pratiques qu'il introduira il les inoculera à de nombreux élèves qui viendront se former à ses leçons; ces élèves, passant successivement de son école centrale qui sera l'exploitation du domaine de la Saulzaie, à la direction des exploitations secondaires qui l'environnent, feront toutes les applications dont ils auront reçu les principes; et bientôt exercés dans la pratique et la théorie de la culture du pays, ils s'irradieront comme

---

Pour I mètre cube de chaux, 2 1/2 mètres cubes de gazons ou curures de fossés, I mètre cube de fumier sortant de l'étable, le tout disposé par lits alternatifs et mélangé en le coupant à la bêche après quelques mois écoulés; cette dose suffit à 26 ares de prés : pour un hectare le quadruple de cette dose peut être estimé : chaux, 60 fr.; terre, 10 fr.; fumier, 30 fr.; en tout I00 fr. : l'effet de ce compôt augmente au moins de moitié en sus le produit ordinaire, et il se fait encore sentir au bout de six ans.

régisseurs habiles ou fermiers expérimentés sur toute sa surface ; la Commission conçoit donc de hautes espérances d'un pareil établissement pour la réalisation de l'avenir heureux qu'elle entrevoit pour le pays ; un chef dévoué, habile, consciencieux, et surtout, disons-le hautement, professant des principes religieux et solides, ne peut manquer d'inspirer de son esprit cette colonie nouvelle ; elle applaudit donc de tout son suffrage, de toutes ses forces à cet établissement naissant, et appelle sur lui avec instance l'aide du gouvernement et des administrations du pays.

§ XI.

QUESTION SANITAIRE ET MÉDICALE.

Dans tous les lieux où les eaux stagnantes couvrent le sol d'une couche peu épaisse et sur une certaine étendue, leur évaporation partielle ou totale par les chaleurs de l'été, laisse à découvert un sol imbibé d'eau, sur lequel se forment, se dégagent des émanations malfaisantes qui altèrent plus ou moins la santé des habitans ; telle est la cause principale de l'insalubrité de la partie de Dombes couverte d'étangs.

Les fièvres intermittentes, endémiques, dans cette malheureuse contrée, atteignent, chaque année, une plus ou moins grande partie de la population ; dans un grand nombre de communes les décès l'emportent sur les naissances, et presque toujours en raison directe de la quantité d'eau qui séjourne à la surface du sol ; mais le mal ne se borne pas malheureusement au voisinage des étangs, à la commune même où ils se trouvent ; souvent leurs émanations insalubres se portent à d'assez grandes distances; ainsi par exemple, les marais et les étangs de Châtenay portent leur fâcheuse influence jusques sur les communes du littoral, telles que *Villette*, *Bublane*, *Priay* et même *Varambon*.

Quant à l'insalubrité du pays, nous en accusons les marais que forment les étangs tout autour de leur surface; nous en accusons les parties de leurs bords couvertes de fange, de débris animaux et végétaux qui se découvrent par suite de l'évaporation, débris dont le soleil des mois de juillet et d'août opère la décomposition avec ou sans l'intermédiaire de l'eau; les émanations qui s'échappent de ce sol humide inondé ou desséché sont extrêmement contraires à la race humaine.

Nous voyons après les inondations d'été les communes qui bordent les grands cours d'eau, et, par exemple, celles des bords de la Saone, infestées de fièvres souvent du plus mauvais caractère par le seul effet des chaleurs de l'été sur le sol qu'a recouvert un moment l'inondation, et qui représente souvent à peine le centième du territoire de la commune; on conçoit aisément, d'après cela, l'effet fatal dans les communes inondées de la Dombes, d'une étendue relative beaucoup plus considérable de sol fangeux qui vient d'être couvert d'eau croupissante pendant plusieurs mois, et qui se découvre progressivement sous l'influence des chaleurs vives de l'été.

Les lacs qui sont des étangs naturels dont les bords lorsqu'ils sont à pic, sont souvent très-sains, deviennent au contraire, très-insalubres, même en pays de montagne, lorsque leurs bords sont plats comme ceux des étangs; ainsi le lac de *Genéve* à Villeneuve, le lac du *Bourget* au Bourget, les bords du lac *Morat*, ceux du lac de Neufchâtel, sont malsains, partout où le sol se trouve à peu près au niveau des eaux.

Tout ce que l'on sait sur tous les pays et tout ce que nous a appris l'enquête, se réunit donc pour nous prouver l'insalubrité des étangs.

Il résulte encore des diverses réponses faites aux questions de l'enquête, que, ni les années sèches, ni les les années très-humides, ne sont les plus abondantes en fièvres; mais que ces maladies se déclarent, en général, lorsqu'à des temps de chaleur ou de sécheresse succèdent des pluies; double circonstance qui arrive quelquefois au printemps, assez souvent pendant l'été, mais presque toujours au mois d'août et de septembre; cette dernière époque se caractérise particulièrement par des matinées, des soirées froides, et des pluies qui refroidissent l'atmosphère; c'est au moment de ces fraîcheurs que les fièvres sont les plus fréquentes et les plus dangereuses; dans le printemps et l'été, l'action de la peau reprend son énergie par l'élévation de la température; mais le contraire arrive en automne, aussi les invasions sont-elles alors plus fréquentes, et les guérisons plus lentes et plus difficiles.

Il semblerait donc que le mal se détermine lorsque des refroidissemens subits de l'atmosphère viennent diminuer l'action de la peau; alors les miasmes que la chaleur fait éclore sur les marais qui bordent toujours les étangs, ne peuvent plus être repoussés de l'organisation humaine par une transpiration soutenue, et la pénètrent, au contraire, au moyen des absorbans cutanés, en même temps que par les organes de la respiration.

D'ailleurs on pourrait croire que la pluie modifie ces

miasmes eux-mêmes de manière à les rendre plus dangereux ; tout le monde connaît l'odeur qui se dégage après la pluie de la terre sèche, de la poussière, et particulièrement de la terre marécageuse desséchée ; ces odeurs ou plutôt ces émanations passent pour être malfaisantes, et, en effet, après les pluies chaudes de l'été, surviennent souvent aussi des fièvres qui seraient dues à cette cause.

L'air des pays malsains est sans doute bien le même que celui qu'on respire ailleurs ; il est chaque jour entraîné et remplacé par des courans rapides ; mais à son passage sur le sol des étangs il se modifie par les émanations qui s'échappent incessamment de leurs rives, qui se mélangent à sa masse et en altèrent la pureté.

Les chimistes n'ont pu analyser ces miasmes, ils échappent à leurs recherches ; cependant MM. *Rigaud de Lille* et *Julia Fontenelle* pensent qu'ils contiennent une matière végéto-animale, d'une nature inconnue, qui serait la cause des fièvres d'accès et des épidémies meurtrières, qui sévissent si souvent dans le voisinage des marais.

Lors de l'arrivée des pluies les matières en décomposition mouillées, produisent des émanations plus légères que l'air, parce qu'elles contiennent, ainsi que cela a été prouvé, une assez grande proportion de gaz hydrogène ; or, en s'élevant du sol, elles sont entraînées par l'impulsion des vents et rasent la surface ; elles sont arrêtées par tous les obstacles, par les habitations où elles pénètrent, mais surtout par les éminences du sol où elles séjournent davantage, et laissent une grande partie de leurs principes délétères ; de là, la plus grande insalubrité des lieux élevés qui nous a été confirmée par un grand nombre de personnes interrogées dans l'enquête.

Nous avons dit que c'était après et pendant les pluies que se déterminaient le plus grand nombre de fièvres : l'eau, ou au moins l'humidité, serait donc, en quelque sorte, un élément presque nécessaire au développement des principes insalubres.

Ainsi l'eau qui s'évapore pendant le jour sur la surface inondée, retombant en rosée lors du refroidissement naturel qui se déclare au déclin et au coucher du soleil, dissout, modifie les miasmes marécageux ; cette humidité froide, qu'on appelle le serein, la rosée, est donc nuisible non seulement parce qu'elle vient imprégner le corps et supprimer la transpiration, mais encore et surtout parce qu'elle le pénètre des principes miasmatiques qu'elle tient en suspension.

Les étangs sont donc en Dombes la principale et presque l'unique cause de l'insalubrité ; mais elle disparaîtra ainsi que tous les marais qu'ils forment, si on cesse d'y retenir les eaux, parce que les étangs ont tous une pente suffisante, puisque tous se labourent, et tous s'écoulent en peu de temps et avec la plus grande facilité.

Toutefois les bords de la *Veyle*, depuis *Chatenay*, ceux de la *Chalaronne*, du *Renon*, de la *Sereine*, par le défaut de curage, leurs contours sinueux, leurs lits resserrés, leurs biefs soutenus au-dessus du sol dans l'intérêt des usines, inondent les prairies, y forment des marais qui nuisent à la salubrité.

Leurs bassins ont à peu près autant de pente que le plateau qui les borde ; et, par conséquent, l'écoulement des eaux et l'assainissement de la surface se feraient naturellement et avec la plus grande facilité, si on curait, redressait, élargissait le lit des ruisseaux dans les parties où ils en ont besoin, et surtout si on baissait les niveaux des usines trop élevées.

Quant à l'insalubrité dont on accuse la nature du sol, cette accusation ne paraît guère fondée en fait; elle est rejetée par le plus grand nombre des autorités, et elle se réduit évidemment en Dombes à bien peu de chose, si l'on remarque que la salubrité a reparu partout où les étangs ont été desséchés.

Sans doute l'hygiène des habitans de Dombes pêche en beaucoup de points; ils sont mal logés, mal vêtus, mal nourris, ils ne s'abreuvent que d'eau, leurs alimens ne sont point suffisamment toniques et animalisés; leur nourriture se compose particulièrement de gauffres de blé noir, de lait, de caillé, de pain noir de seigle, et d'un peu de viande salée.

Cette nourriture n'est mauvaise que relativement à l'insalubrité du climat qui aurait besoin d'être combattue par toutes les ressources de force de santé et de résistance au mal que procure une bonne alimentation; mais il serait difficile de rien changer à ce régime parce qu'il faudrait plus de richesse, ou plutôt moins de misère, moins de pauvreté aux habitans, pour pouvoir se mieux nourrir, se mieux vêtir et se mieux loger; mais ils peuvent du moins combattre le mal par des boissons rendues acides au moyen du vinaigre, rendues toniques par une minime proportion d'alcool; ils peuvent ne pas s'exposer sans vêtemens aux effets de la rosée du matin, au serein du soir; ils peuvent se dispenser de se gorger des mauvaises eaux des fossés et des étangs lorsque leurs grands travaux et la chaleur du jour leur ont causé d'abondantes transpirations; mais, on le répète, assainissez le pays, et ces imprudences, qui ne sont pas plus fortes là qu'ailleurs, n'amèneront point de résultat fatal.

Les émanations marécageuses doivent être considérées

5

comme un véritable poison qui modifie l'organisme humain; elles pénétrent à l'intérieur soit par les organes absorbans qui aboutissent à la peau, soit avec les alimens et se mettent ainsi en communication avec la muqueuse digestive; mais encore et surtout elles s'introduisent avec l'air à chaque inspiration dans la muqueuse pulmonaire; c'est à l'influence de ces émanations sur l'organisation qu'elles pénètrent, que sont dues les fièvres endémiques des contrées marécageuses.

Si, à cette espèce d'empoisonnement miasmatique dont l'influence se fait plus particulièrement sentir dans certaines saisons de l'année, on ajoute l'action incessante de l'humidité de l'air, de celle du sol, d'une nourriture de mauvaise qualité ou insuffisante, de l'absence de toute précaution hygiénique, on se fera une idée exacte des différentes causes dont l'ensemble modifie si profondément l'organisme des habitans de la Dombes, et leur donne une constitution toute particulière qui en fait une classe d'hommes à part.

Ainsi, les habitans de la Dombes, comme ceux de la Sologne, une partie du Forez, lorsqu'ils ont été frappés à plusieurs reprises par la maladie et qu'ils n'y succombent pas, sont remarquables par une peau blâfarde, terne, décolorée; leur face est bouffie, terreuse; le tissu cellulaire est gorgé de sucs lymphatiques; le col est gros, les glandes prédisposées au gonflement; les viscères du bas ventre, le foie et surtout la rate se tuméfient (1); le tissu de tous les organes est ramolli, sans tonicité,

_____

(I) On remarque même que sous l'influence seule du climat et sans la fièvre, on voit arriver l'engorgement des viscères, l'obstruction du foie et l'hypertrophie de la rate.

sans ressort; les contractions du cœur sont sans énergie,
le système musculaire sans force; l'inervation est en général languissante, aussi la marche est lente et comme
chancelante; leurs extrêmités inférieures sont grêles, les
articulations sont volumineuses et surtout ils sont atteints
d'ulcères aux jambes; la prédominance du système lym-
phatique sur le sanguin et le nerveux est très-prononcée;
il en résulte une prédisposition marquée aux catharres,
aux œdèmes, aux hydropisies partielles et générales.

Toutes les causes délétères agissant avec plus d'empire
encore sur les enfans que sur les adultes, ces malheureux
présentent souvent, dès les premières années de leur vie,
un état d'atonie et d'affaiblissement général de toute la
constitution; une partie reste toujours valétudinaire
d'autant plus que les fièvres d'accès et la *traîne* qui en
est la suite, viennent encore détériorer leur organisation;
s'ils ne succombent pas en bas âge, ils sont en proie à
une vieillesse anticipée; enfin ils meurent sans avoir jamais joui de la plénitude de l'existence.

Il faut convenir qu'il existe quelques constitutions pri-
vilégiées qui résistent à toutes les influences malfaisantes
qui les entourent, qui jouissent d'une santé parfaite, et
qui parviennent à une grande vieillesse; mais ce sont de
rares exceptions à la règle générale.

Après avoir considéré l'état des choses de ce pays plus
particulièrement sous le point de vue médical, nous ar-
rivons aux mêmes conclusions que la Commission a déjà
cru devoir exprimer.

La Dombes peut être facilement assainie, son climat
peut redevenir salubre; mais il est nécessaire pour cela
que progressivement on arrive au desséchement des étangs
qui en couvrent la surface et auxquels est due à-peu-près
toute son insalubrité.

§ XII.

Mais il est encore d'autres objections faites contre le desséchement des étangs sur lesquelles la Commission a cherché à recueillir des renseignemens dans le cours de l'enquête ; les réponses qu'elle a reçues, l'examen des lieux, ont, à ce qu'il semble, beaucoup avancé leur solution ; nous allons les analyser rapidement.

1. Sans les étangs, dit-on, les eaux des pluies causeraient en Dombes de fâcheuses inondations qui pourraient entraîner les moulins, les maisons du fond des vallons et nuire beaucoup aux villes de Montluel et de Châtillon.

Il est résulté de réponses à-peu-près unanimes que les 2/3 des étangs se pêchent en février et mars ; or, à cette époque, les étangs qn'on a récoltés en avoine sont déjà à-peu-près remplis par les pluies de l'automne et de l'hiver ; il n'y a de vides que ceux qu'on a pêchés au commencement de l'hiver pour en faire geler le sol et les mettre en avoine au printemps ; ceux-là on les défend soigneusement de la rentrée des eaux ; au mois de février donc, moment de la fonte des neiges et des grandes pluies, toutes les eaux qui ne peuvent plus entrer dans les étangs pleins s'écoulent comme s'ils n'en existait pas, et par conséquent la contrée doit éprouver les mêmes inondations qu'avant leur établissement ; mais il faut ajouter à ces eaux naturelles toutes celles des étangs en pêche, quantité beaucoup plus considérable que toutes celles que les pluies peuvent donner, comme il serait facile de le démontrer, puisqu'il faut évacuer en peu de ours toute l'eau qui a pu être reçue pendant une année et souvent plus sur les deux tiers au moins de la surface du sol inondé; les étangs ajoutent donc évidemment au danger des inondations au lieu d'y obvier.

Ajoutons à cela que dans les grandes eaux les chaussées d'étangs qui crèvent, brisent successivement celles des étangs inférieurs, et peuvent ainsi jeter sur tous les fonds placés plus bas, des masses d'eau qui entraînent tout sur leur passage; on se rappelle à Bourg que deux fois, de mémoire d'homme, toute la campagne environnante et la ville elle-même ont été inondées par la rupture de la chaussée d'un étang supérieur, au point. qu'on fut obligé, dans le bas de la ville, de circuler avec des cuviers qui furent improvisés comme bateaux; les églises, les caves, les magasins du rez-de-chaussée en souffrirent beaucoup.

On a parlé dans l'enquête d'un étang de M. *Greppoz* qui fit beaucoup de dégâts dans les environs de Montluel, et faillit emporter l'usine qu'a remplacée la fabrique de M. Aynard.

2. L'enquête a encore rappelé que lors de l'exécution de la loi qui ordonnait le desséchement, on éprouva des accidens d'inondation à Montluel; mais ces accidens provinrent des étangs qu'on leva simultanément sur les ordres terribles qui furent transmis; on conçoit que ces eaux jointes à celles des pluies aient pu causer des dégâts.

Le décret était du 3 décembre 1793; ses dispositions frappaient de confiscation en cas de retard; on dut donc l'exécuter presque simultanément au printemps 1794; il en résulta nécessairement de grandes eaux auxquelles se joignirent celles des pluies, et le cas dont nous venons de parler se présenta dans toutes ses circonstances, mais le mal fut encore dû aux étangs.

3. On dit encore que les bassins actuels des cours

d'eau ne pourraient, sans les étangs, suffire au débit des eaux des pluies; mais puisqu'ils suffisent aux eaux accrues de celles des étangs, à plus forte raison leur suffiraient-ils sans eux; d'ailleurs nous remarquerons que la Dombes renferme effectivement peu de cours d'eau pérennes, mais que sa surface ondulée la découpe en une foule de petits bassins dans lesquels s'établissent des cours d'eau temporaires qui servent à l'écoulement des eaux; par suite de cette forme de terrain, il est évident qu'aucun pays ne doit être moins sujet aux inondations dangereuses que la Dombes.

Toutefois nous devons dire que la pêche des étangs qui a souvent lieu pendant les temps de grande pluie, inonde les bassins des ruisseaux, ce qui a fait généralement demander dans l'enquête que leur lit fût redressé, élargi; et on a dit, à plusieurs reprises, que le curage à vieux fonds et vieux bords, ne pouvait suffire pour satisfaire à la fois aux besoins de la salubrité, de l'assainissement et de l'amélioration des prairies marécageuses.

Nous serions cependant disposés à croire que sans les étangs et l'écoulement nécessaire à l'accumulation de leurs eaux, un bon curage serait tout-à-fait suffisant, comme il l'était, sans doute, avant leur établissement.

4. Maintenant nous devons réduire à sa juste mesure la perte que pourraient essuyer les moulins par le dessèchement.

Et d'abord il y en a très-peu d'alimentés par les étangs, et ceux-là ne donnent de mouture que dans les abondances d'eau, époque où elle a peu de prix; dans le cours de l'été, alors que les eaux sont rares, ils ne peuvent rien prendre à leurs étangs où l'eau manque déjà par l'effet de la sécheresse; il y aurait donc peu à perdre pour la mouture du pays par leur suppression.

Quant aux moulins sur les cours d'eau, ils reçoivent de l'eau des étangs au printemps, alors qu'on les pêche, époque où elles sont déjà trop abondantes; quant aux étangs qu'on pêche pendant l'été, leurs eaux sont presque toujours reçues par les étangs inférieurs dont elles couvrent le déficit, à moins que les moulins ne la reçoivent immédiatement; d'ailleurs on en pêche un très-petit nombre dans cette saison; mais les eaux de septembre qui viendraient grossir les cours d'eau sont toutes arrêtées par les étangs où on a recueilli de l'avoine; les moulins, dans l'état actuel des choses, souffrent donc disette d'eau dans les mois de septembre et d'octobre, époque où ils en ont de grands besoins pour compenser leur repos d'été, et où ils en auraient abondamment, si on les laissait fluer naturellement sans les arrêter; les moulins sur les cours d'eau perdent donc plus qu'ils ne gagnent au système d'inondation; il y aurait donc au moins compensation sur cet article.

D'ailleurs, il est probable que dans la Dombes revenue à la prospérité on établirait des moulins à vent; le nombre s'en augmente en Bresse et les anciens continuent de marcher; le plateau en Dombes est encore plus élevé et plus découvert qu'en Bresse et ils y auraient plus de succès; celui de M. *Guichard*, par exemple, offre de notables ressources aux pays qui l'environnent,

5. Mais, ajoute-t-on, les puits seraient bientôt desséchés, et l'eau manquerait absolument pour abreuver les hommes et les animaux.

Comme nous l'avons dit, l'enquête a prouvé surabondamment que les eaux des puits de Dombes sont bonnes, abondantes, et qu'en appronfondissant les mauvais, on rencontre toujours de meilleures eaux ; les couches aquifères sont, il est vrai, à des distances inégales de la surface, mais partout on en rencontre; on ne nous a pas parlé d'un seul puits creusé sans trouver d'eau; un très-petit nombre sont alimentés par les infiltrations des étangs; en les creusant plus profondément, ils donneraient de l'eau comme tous les autres.

Mais, dit-on encore, les puits ne peuvent fournir toute l'eau nécessaire aux bestiaux, aux lavages des lessives et aux besoins ordinaires des maisons?

En Bresse, les *serves* ou mares, en raison de la plus grande imperméabilité du sol, conservent mieux l'eau pendant l'été qu'en Dombes; et on emploie ces eaux et ces mares pour l'abreuvage des bestiaux, pour le lavage des lessives, etc.

En Dombes, on les voit quelquefois tarir, mais il est évident que c'est parce que l'eau des étangs a dispensé les fermiers de les faire convenablement approfondir; plus profondes, elles tiendraient largement et sans la perdre l'eau nécessaire à tous les usages essentiels; car le sol où elles sont placées est le même que celui des étangs, et, par conséquent, doit tenir l'eau des mares aussi bien que celle des étangs.

7. On a encore accusé les mares d'être insalubres pour les hommes, malsaines pour les bestiaux; mais nous n'exagérons pas en disant que dans les 3/4 des exploitations de France il y a des mares, et que quand elles sont profondes et que les bords ne sont pas plats comme ceux des étangs, on ne les accuse nulle part d'être insalubres; en outre, il est de remarque que les bestiaux s'abreuvent beaucoup plus volontiers de ces eaux, alors même qu'elles

reçoivent les égoûts des fumiers; cependant nous con-
seillerons d'éviter ces mélanges qui altèreraient les
eaux des mares pour les lavages des lessives et pour les
autres usages de propreté auxquels on peut les destiner.

§. XIII.

La conviction de l'avantage que les particuliers et
le pays trouvent dans le dessèchement des étangs est
déjà acquise par beaucoup de bons esprits; ainsi le dessèchement sera entrepris, nous l'espérons, sur un grand
nombre de points; mais pour qu'il puisse s'étendre de
manière à influer puissamment sur la salubrité et dans
beaucoup de cas même pour qu'il soit possible, la bonne
volonté des dessécheurs a absolument besoin d'être secondée par l'administration, par la législation même.

On a proposé ailleurs (1) d'exempter de l'appel pendant la paix seulement, les conscrits mariés dans les
pays où, depuis 20 ans, les décès surpassent les naissances; ce serait là un moyen d'appeler la population
et de la faire croître rapidement.

Cette exemption temporaire ne serait que juste; il est
de l'essence de tout impôt d'être perçu sur les produits
nets; ici il n'y en a point, il y a déficit au contraire;
chaque année on dégrève les pays qui ont essuyé des
pertes, devrait-il donc en être autrement de l'impôt du
sang le plus pénible de tous? ce ne serait point là un
privilége, ce ne serait qu'une justice, surtout si on fai-
sait cesser l'exemption dans le moment où la défense du
pays appellerait ses enfans; chaque année on accorde
des congés à un grand nombre de militaires comme *in-*

_____

(1) Notice statistique de l'Ain.

dispensables soutiens des familles, ici ce sont les *indis-*
pensables soutiens du pays qui a plus de droit à l'exemption que les familles.

Des pétitions nombreuses sont faites à toutes les légis-
latures pour des intérêts industriels bien faibles en com-
paraison de celui-là; il est à croire que si tous les ans
cette réclamation si juste arrivait aux chambres, le gouvernement finirait, et les chambres elles-mêmes, par y
avoir égard, surtout si l'on se bornait à demander cette
faveur pour un temps déterminé.

Mais, dans l'exécution du dessèchement, il se présen-
terait des obstacles où la mauvaise volonté d'un seul
enchaînerait et asservirait les meilleures intentions d'un
grand nombre; la loi, dans une question de cette nature,
doit venir au secours de l'intérêt public, et faciliter par
ses dispositions une mesure si importante dans l'intérêt
du pays.

Lorsque les étangs sont *indépendans* et qu'ils appartiennent à un seul propriétaire, sa volonté suffit pour
arriver au dessèchement; mais lorsque l'assec et l'évolage appartiennent à des propriétaires différens, lorsqu'ils sont *dépendans*, c'est-à-dire que l'eau de l'étang
inférieur recouvre la chaussée de l'étang supérieur, lorsqu'ils se doivent les eaux, qu'ils sont grevés de la servitude de pâturage, qu'ils doivent leurs eaux à un mou-
lin placé sur leur chaussée, la loi doit intervenir pour
rendre possible le dessèchement, et donner aux propriétaires de l'étang la faculté de l'entreprendre.

Le double principe de l'indépendance de la propriété
et de la cessation d'indivision est écrit dans toutes nos
lois; les dispositions que nous demandons n'en sont que
la conséquence.

Il n'y a point de fonds plus grevés, plus asservis que ceux des étangs; les co-propriétaires de l'étang, soit qu'ils possèdent l'assec ou l'évolage, ne jouissent d'aucune liberté dans l'exercice de leurs droits de propriété; celui de l'évolage ne jouit que du fonds couvert d'eau; celui de l'assec ne jouit qu'une partie de la troisième année pour tirer du fonds une récolte de printemps; les droits réciproques sont donc très-restreints, et la propriété de part et d'autre très-assujétie; d'un autre côté, la jouissance alternative du fonds en eau pour les uns et en culture pour les autres, constitue une véritable co-indivision, puisqu'il y a co-propriété, sans désignation de quotité de fonds aux co-propriétaires; on pourrait donc encore invoquer le partage d'après nos lois; toutefois il ne semble pas qu'on doive y appliquer le principe absolu de la nécessité du partage sur la demande d'une petite portion seulement de la propriété comme dans les cas ordinaires; l'étang s'est établi par convention mutuelle; il y a eu construction de chaussées, de thoux, de grilles, de rivières, etc., dépenses souvent plus fortes, que celles nécessaires pour bâtir une maison; il y a eu, en outre, association et consentement mutuel, en vertu duquel tous les travaux se sont faits; mais ces travaux et cette association sont nuisibles au pays, asservissent le fonds et constituent une indivision : par tous ces motifs la loi autoriserait la dissolution de l'association, mais sur la demande seulement des propriétaires de plus de la moitié de l'étang; par cet accord, l'association finirait naturellement, et le dessèchement, dans ce cas particulier, aurait encore le caractère de spontanéité et d'acte volontaire que nous avons demandé pour les étangs libres. D'ailleurs, en comptant l'assec et l'évolage comme représentant chacun moitié de la propriété, la majorité pourrait facilement s'apprécier.

Il semblerait d'abord qu'il n'y aurait pas besoin d'une loi pour arriver à ce point; un arrêt de cassation du 31 janvier 1838, après avoir reconnu la co-propriété et la co-indivision des propriétaires d'assec et d'évolage prononce en général qu'on peut appliquer à ce cas la nécessité du partage ou de la licitation, sur la demande de l'un des co-propriétaires; mais dans le cas spécial sur lequel a prononcé la Cour, le demandeur en partage était propriétaire de tout l'évolage et d'une partie des fruits de l'assec; c'est en sa faveur qu'on a prononcé qu'il pouvait exiger le partage; il y aurait là consécration de l'avis que nous avons précédemment émis du partage sur la demande du propriétaire de plus de la moitié de l'étang; mais nous ne pensons pas que la cour de cassation ait voulu attribuer le même droit à tout co-portionnaire, parce qu'ici le partage entraîne la transformation de la propriété, son changement de destination, et la destruction d'un établissement fait à grands frais; une loi seule pourrait le décider ainsi, en vue d'intérêt public; mais dans l'état des choses, elle amènerait de trop grandes perturbations.

On appliquerait ce principe et cette disposition aux étangs dépendans, dans lesquels l'étang inférieur fait remonter ses eaux jusque sur la chaussée de l'étang supérieur; l'étang inférieur a bien toute sa liberté, mais il n'en est pas de même du supérieur, il ne peut se dessécher sans que l'inférieur ne s'évacue aussi; or, ces étangs pourraient être considérés comme un même fonds sous le rapport des eaux, puisque la même eau leur sert aux mêmes usages, et qu'ils ont dû nécessairement être faits par le concours volontaire des propriétaires; par conséquent, il y a eu entr'eux association, et il y a une sorte de co-propriété et d'indivision; la loi dirait donc que ces étangs seraient considérés comme un même fonds, et que, par suite, comme pour le cas de la division, en plusieurs mains de l'assec et de l'évolage, la volonté du propriétaire de plus de la moitié de la propriété entraînerait leur maintien ou leur dessèchement.

Mais dans le cas où l'assec et l'évolage sont dans des mains différentes, après le dessèchement décidé, quelle serait la part de l'évolage et celle de l'assec dans le sol desséché; il serait beaucoup à désirer que la loi pût déterminer elle-même la quotité de chacun dans le partage; cette mesure offrirait l'avantage de tout régler à l'avance sans frais, sans contestation, sans procès; les experts en faisant le cadastre avaient à décider cette question; et pour attribuer à chacun sa part d'impôts, ils devaient déterminer la part du revenu net afférent au propriétaire de l'évolage et à celui de l'assec; après plusieurs années d'expertise, ils se sont arrêtés à attribuer en moyenne 3/5 du revenu du fonds à l'évolage; et 2/5 à l'assec, en modifiant toutefois cette estimation lorsque l'évolage ou l'assec avait une valeur relative qui sortait des proportions ordinaires.

D'autre part, M. Varenne Fenille, en traitant cette question, avait proposé d'attribuer 5/9 à l'évolage et 4/9 à l'assec; enfin l'un des propriétaires qui a le plus écrit sur les étangs, qui possède lui-même des évolages assez étendus, a proposé de leur attribuer à chacun moitié dans le fonds desséché; il pensait qu'il était juste d'assigner à l'assec une part proportionnelle du fonds, plus grande que celle de son revenu, parce que le plus souvent, dans l'origine, il avait, à ce qu'on peut croire, cédé son fonds à l'étang, sans indemnité, sous la seule réserve de l'assec et du pâturage.

Dans le cours de l'enquête, les uns ont demandé une plus grande portion pour l'assec, d'autres une plus grande part pour l'évolage, d'autres enfin, en plus grand nombre, ont annoncé que les valeurs relatives de l'assec et de l'évolage étaient tellement variables qu'il fallait laisser cette décision à des experts.

Le législateur, dans sa sagesse, choisirait entre ces divers partis; l'essentiel est que le dessèchement soit rendu possible.

La commission a cru utile de s'assurer de l'étendue du droit des étangs sur les eaux qui y affluent; les amis et les adversaires des étangs lui ont répondu unanimement que chaque particulier avait droit de se servir des eaux pourvu qu'il les rendît à l'étang; l'usage et l'opinion générale paraissent donc tout-à-fait d'accord sur ce point; et toutefois l'un des interrogés a répondu que le tribunal de Trévoux avait jugé le contraire, et que son jugement avait été confirmé à Lyon; la commission a tout lieu de croire que ce jugement ne serait qu'une exception, un cas particulier; s'il en était autrement il serait tout-à-fait à regretter qu'un privilége aussi exorbitant, une dérogation au droit commun, contraire à l'usage, à l'opinion générale, vînt à s'établir en ce moment, en faveur du système d'inondation et aux dépens des intérêts agricoles les plus importans; la commission juge utile de consigner ici l'unanimité des avis qu'elle a recueillis comme une protestation contre une jurisprudence qui dès ce moment serait un obstacle aux améliorations et dont les conséquences pourraient être encore plus à craindre pour l'avenir.

D'ailleurs cette jurisprudence ne serait en aucune façon appuyée sur les seules autorités anciennes qui fassent règle en cette matière. Ainsi Revel dit *qu'on ne peut divertir par fossés, ni batardeaux, les eaux qui vont naturellement à l'étang, ni les faire couler ailleurs;* mais l'irrigation des prés ne détourne pas les eaux de leur cours naturel, elle les fait couler sur le fonds et non ailleurs que dans l'étang; le droit de l'étang se borne donc à pouvoir empêcher le propriétaire supérieur d'envoyer les eaux dans des lieux d'où elles ne retombent pas à l'étang.

Ainsi encore, Collet dit que les proprietaires des fonds supérieurs *ne peuvent empêcher le cours naturel des eaux au préjudice de l'étang, qu'il faut qu'elles arrivent à l'étang qui a été fait en vue de ces eaux;* mais l'emploi de ces eaux pour l'irrigation des fonds n'empêche pas qu'elles ne se rendent à leur destination; elles auront, il est vrai, perdu une partie de leurs principes fertilisans, mais ces principes viennent des fonds supérieurs qui ont bien le droit de les employer à leur profit.

Un ancien magistrat cependant, parmi les interrogés, a répondu que chacun pouvait, sur son fonds, disposer des eaux pluviales, et les détourner, si cela lui convenait, du bassin de l'étang; mais la commission ne partage pas cette opinion; elle pense, avec l'unanimité des autres répondans, qu'il est plus convenable de s'en tenir aux anciens usages, que les étangs doivent continuer de jouir des eaux qui affluent naturellement dans leurs bassins; elle pense donc que pour trancher nettement la question, la loi devrait dire que les eaux qui se rendent naturellement aux étangs ne doivent pas en être détournées pour être envoyées dans un autre bassin; par cette stipulation les étangs conserveraient leurs eaux, et les propriétaires, le droit de les employer à l'amélioration de leurs fonds.

La loi réglerait encore que les eaux des bassins qui arrivent à l'étang, se partageraient entre les co-propriétaires du fonds, chacun en raison de son étendue ; toutefois chacun d'eux recevrait pour son usage les eaux pluviales des fonds riverains de l'étang qui arriveraient naturellement à son fonds.

Il est encore des étangs grevés des servitudes de pâturage, de *naisage* ; la loi ne doit reconnaître pour les étangs, comme pour les autres fonds, que les servitudes fondées en titre, et pour ces dernières la loi les déclarerait rachetables ; il en serait de même pour les moulins assis sur les chaussées et qui n'appartiennent pas au propriétaire de l'étang.

Il en est d'autres qui, sans être *dépendans*, doivent leurs eaux à l'étang inférieur par titre, ce qui constitue une servitude ; cette servitude serait rachetable comme la première ; mais il ne pourrait être dû d'indemnité lorsque ces eaux se transmettraient sans titre, et l'étang supérieur pourrait se dessécher sans le consentement de l'étang inférieur ; la transmission des eaux habituelles sans titre ne serait plus qu'un acte de familiarité et de bon voisinage qui ne peut entraîner de prescription ; d'ailleurs l'étang inférieur par l'effet du desséchement du supérieur gagnerait d'un côté à-peu-près autant qu'il pourrait perdre de l'autre ; lorsqu'ils sont tous deux en eau, l'étang supérieur retient les eaux toutes les fois qu'il en a besoin, ce qui, pendant l'été et en automne, nuit beaucoup à l'étang inférieur, pendant que dans le cas de desséchement du supérieur, l'inférieur les reçoit toutes immédiatement dans ces saisons où elles sont très-rares. L'indemnité pour les eaux que devrait par titre l'étang supérieur à l'inférieur serait donc très-faible.

Il est de principe que les établissemens insalubres doivent être limités dans leur nombre, plus ou moins éloignés des habitations, et ne doivent être permis qu'après des enquêtes préalables ; toutefois la législation sur ce sujet est tout entière bornée à un décret de Napoléon qui a force de loi, et dans ce décret un assez grand nombre d'établissemens incommodes et malsains sont oubliés ; or, les étangs sont évidemment de ce nombre ; la loi devrait donc les ranger, pour l'avenir, dans cette catégorie, et à ce titre, elle stipulerait qu'aucun étang contenant plus d'un hectare ne pourrait être établi à moins de 500^m des habitations ; mais, comme leur influence se propage beaucoup au-delà de cette distance, la loi dirait qu'on ne pourrait dans une commune en construire de nouveaux ou en aggrandir d'anciens qu'après une enquête *de commodo vel incommodo.*

Il serait aussi beaucoup à désirer qu'un village composé d'un certain nombre d'habitations pût exiger le desséchement de tout étang qui n'en serait pas placé à la même distance de 500^m ; la Commission hésite pour savoir s'il serait dû une indemnité ; la prescription peut-elle s'établir en faveur d'un établissement qui attaque la santé publique? on ne peut pas, à ce qu'il semble, prescrire le droit de nuire à tous.

Avec ces dispositions législatives, l'opération serait grandement facilitée ; et sans elles il devient impossible qu'elle puisse jamais arriver à présenter cet ensemble nécessaire à l'assainissement du pays ; par ce motif, la Commission a cru devoir les indiquer et insiste sur leur absolue nécessité.

6

§ XIV.

Mais, disent les opposans, ces dispositions seraient une atteinte à la propriété et doivent, d'après la loi constitutive, donner lieu à une indemnité ? Cette opinion ne nous paraît pas fondée; la loi que nous demandons ne dépossède aucun propriétaire, ne proscrit aucune culture ancienne, et laisse tout changement, toute disposition nouvelle à la volonté des propriétaires; elle se borne à lever les obstacles que des combinaisons particulières ont mis à un changement de mode de jouissance qui nuit à la salubrité publique; et dans les dispositions proposées elle est loin d'user de tous ses droits à ce sujet, ou de suivre même les précédens établis par la législation dans la question de salubrité.

Ainsi les établissemens insalubres sont proscrits ou éloignés des habitations jusqu'à ce qu'ils ne puissent plus nuire.

Ainsi encore toutes les fois qu'en France on a introduit la culture des rizières, le gouvernement est intervenu pour proscrire ce mode de jouissance; pour cultiver le riz on formait des marais artificiels contraires à la salubrité, et l'autorité les a proscrits; le droit de la société serait donc le même sur les étaugs, la longue jouissance ne constitue pas un droit, et ne peut prescrire celui de nuire à la salubrité publique.

Lorsque des usines causent sur les fonds supérieurs des inondations contraires à la salubrité et aux produits agricoles par un niveau trop élevé, la loi ordonne leur destruction ou l'abaissement de leurs eaux; le propriétaire est dépouillé en tout ou en partie d'une force matérielle qui a souvent une grande valeur pour lui, et on ne lui accorde aucune indemnité parce que sa jouissance est regardée comme abusive.

Mais c'est dans la législation sur les marais que les droits de la société se trouvent encore plus nettement définis : le principe de droit naturel sur lequel est fondée cette législation, c'est que la société a le droit de faire dessécher les marais comme nuisibles à la santé publique ; les ordonnances de Henri IV, celles de Louis XIV, la loi de l'assemblée constituante, celle de 1807 sont fondées sur ce principe commun ; elles ont toutes été établies pour le cas où le propriétaire n'entreprendrait pas lui-même le desséchement ; elles appellent alors des compagnies pour le faire, à défaut des propriétaires, et règlent le droit sur la propriété qu'elles leur accordent comme indemnité pour leurs travaux.

Les ordonnances dans le 17ᵐᵉ siècle expropriaient les possesseurs des marais au profit des compagnies qui devenaient propriétaires, en payant le prix du marais à dessécher. Plus tard, la moitié du fonds était donnée en indemnité au dessécheur ; la loi de 1791 consacrait encore l'expropriation préalable du propriétaire au profit du dessécheur ; la loi de 1807 qui régit encore la matière, investit le gouvernement *du droit d'ordonner les dessé-chemens qu'il juge utiles ou convenables ;* les compagnies qui dessèchent à défaut des propriétaires reçoivent pour prix de leur travail une partie des bénéfices, et elle n'admet l'expropriation qu'en cas d'opposition persévérante.

Le principe qui prescrit le dessèchement des marais naturels ne doit-il pas s'appliquer à plus forte raison aux marais artificiels, et par conséquent aux étangs qui donnent naissance à des marais faits et maintenus par la volonté des hommes.

Les marais, il est vrai, sont plus souvent le résultat des lois naturelles indépendantes de l'homme pendant que les étangs sont autorisés par les usages; mais les usages peuvent-ils donner des droits d'insalubrité, et peuvent-ils enlever à l'Etat son droit inaliénable et le dispenser du devoir de protéger la santé publique?

L'Etat aurait donc bien le droit d'ordonner le desséchement des étangs, sans indemnité comme celui des marais, comme il ordonne encore l'abaissement ou la destruction des retenues des usines qui, comme les étangs, forment des marais artificiels qui sont aussi comme ceux des étangs autorisés par les usages et la longue possession.

Cependant, pour les étangs, on ne pourrait ni ne devrait appeler des compagnies étrangères; le desséchement des marais est une question d'art souvent difficile, où il faut des connaissances spéciales et des capitaux considérables que possède rarement le propriétaire du marais; celui de l'étang au contraire, tous les deux ans, lève sa bonde et dessèche lui-même son marais; il n'a donc besoin pour cela du secours de personne.

Mais dans l'intérêt du pays autant que pour éviter une grande perturbation, la société ne doit pas user de tout son droit ni ordonner le desséchement simultané des étangs; l'expérience a prouvé qu'une pareille mesure entraînait les plus graves inconvéniens sans compensation suffisante; elle n'est donc demandée par personne, mais rejetée par tous.

Par les mesures proposées au contraire, chaque propriétaire conserve la faculté de continuer l'inondation de son fonds; et dans le cas où la propriété est partagée entre plusieurs, et où par conséquent l'étang constitue une association et une propriété indivise, la loi accor-

derait la faculté au propriétaire de plus de la moitié du
fonds le droit de faire cesser l'inondation et par suite
l'indivision. On propose même que la loi continue l'espèce de privilège que l'usage avait établi en faveur des
étangs de recevoir, sans qu'on puisse les détourner dans
un autre bassin, les eaux pluviales ou autres qui arrivent
naturellement à l'étang; on ne peut donc pas admettre
qu'avec tous les droits que la société conserve sur la
propriété dans la question de salubrité, de pareilles mesures puissent motiver en aucune façon une indemnité
puisqu'elles ne sont d'ailleurs que l'application du principe général de la cessation d'indivision, principe ici
grandement restreint, puisqu'on exige pour son application la demande unanime et formelle des propriétaires
de plus de la moitié de la propriété.

Toutefois, nous l'espérons, malgré le peu d'énergie
des mesures proposées, le but sera atteint avec du temps
et de la patience; puisque le desséchement reste facultatif,
c'est de la conviction qu'il faut l'attendre; cette conviction marche, et, secondée convenablement, elle doit faire
de grands progrès; elle est propagée par de grands propriétaires qui prêchent de paroles, d'écrits et surtout
d'exemple; tous les autres ont vu ou pu voir les résultats
matériels obtenus, et ils l'ont été par les moyens connus
que nous avons exposés et qui sont à la portée de tous.

Mais, nous croyons devoir le redire, un plus grand
fait se prépare pour propager la conviction; sous peu
un grand exemple partira du centre de la Dombes; il
sera produit par M. *Césaire Nivière*, homme dont le
nom, le caractère et les connaissances sont une haute ga-
rantie; ses résultats seront au moins aussi favorables que
ceux produits pas ses devanciers; ils se développeront

sur une plus grande échelle et l'amélioration sera encore
plus frappante parce qu'elle s'étendra simultanément
sur une grande surface; toutefois dans l'état des choses,
avec tous les faits déjà produits, sans attendre ceux que
prépare M. Nivière, il n'est pas possible de révoquer en
doute que l'étang défoncé et chaulé ne donne un produit
beaucoup plus élevé que lorsqu'il était en eau; nous l'a-
vons dit et nous l'avons vu, des faits nombreux sur de
grandes étendues l'ont prouvé dans toutes les parties du
pays. A quel titre donc pourrait-on devoir une indemnité au propriétaire de l'étang qui a fait volontairement
un travail qui, en assainissant son fonds, l'a rendu plus
productif?

Sans doute les avances nécessaires ne peuvent être
faites par tous; mais le chaulage sur les autres fonds du
domaine les produira ces avances, et puis le défoncement seul de l'étang fait produire une récolte de froment
qui, après avoir payé le labour profond, produit encore
au moins la somme nécessaire au chaulage.

Et remarquons bien que le produit plus grand de l'é-
tang desséché n'est que le retour à l'ancien état des
choses; l'exploitation y retrouve ses meilleures terres,
ses meilleurs prés, ses meilleurs fonds avec lesquels le
pays était comme nous l'avons vu arrivé à être riche,
populeux et sain; c'est là une bien grande indemnité et
qui ne coûtera rien à personne.

Mais cette indemnité qu'on demande à qui l'accorde-
rait-on, puisque les propriétaires de l'étang ne changent
de position qu'autant que cela leur convient? serait-ce
au propriétaire de l'évolage; mais en accordant à l'association par laquelle il est asservi la faculté de se dis-
soudre, au lieu de la jouissance temporaire du sol inondé

sans droit de propriété définie, on lui donne la faculté de pouvoir arriver à la propriété d'une moitié du sol libre de toute servitude; on ne peut donc trouver dans cette position nouvelle qu'on lui fait le motif d'une indemnité. Serait-ce au propriétaire de l'assec qu'on l'accorderait? mais il ne jouit du sol qu'un tiers au plus du temps, et on lui donne la faculté de pouvoir en posséder la moitié en toute disposition: l'assec non plus que l'évolage ne peuvent donc en recevoir.

Et puis qui la donnerait cette indemnité, serait-ce l'État? mais bientôt les 200,000 hectares d'étangs de la France la demanderaient aussi comme les 20,000 de l'Ain; jamais donc nos assemblées ne se décideraient à entreprendre un pareil sacrifice; mais si l'État ne pouvait la donner, ce serait donc les habitans du pays auxquels on rendrait la santé; mais la salubrité est un droit et un besoin de tous comme l'air, l'eau, la lumière; la société la doit à ses membres lorsqu'elle est possible; tous donc doivent y concourir; aucun n'a le droit d'y porter obstacle ni d'y nuire en aucune manière.

Toutefois comme il est question d'une opération éminemment utile au pays, de rappeler à la salubrité et à la prospérité le tiers de l'étendue d'un département; comme l'exemple qui partirait de ce point pourrait bientôt s'étendre sur les pays d'une position analogue que les étangs rendent insalubres et qui s'élèvent à un 6me de l'étendue du sol français; le gouvernement doit y porter les plus grands encouragemens; il doit provoquer l'opération du desséchement par des primes, par des distinctions honorifiques aux propriétaires qui en auront donné les premiers l'exemple; c'est là en quelque sorte une co-

lonisation à faire qui ne coûterait que de bien légers sacrifices; en rendant la salubrité à cette grande partie du
sol français, la fécondité y reparaîtrait bientôt; une population double, triple, et des produits sans aucun rapport avec les produits anciens seraient une bien grande
compensation des sacrifices de soins, d'argent et de temps
que l'Etat pourrait faire.

Mais le département lui-même au sein et au profit
duquel se ferait une semblable opération doit, par l'or-
gane de ses administrateurs, de ses premières autorités,
pousser à l'accomplissement de l'œuvre, encourager les
propriétaires, aider par des primes et tous les moyens
en son pouvoir, les établissemens agricoles qui se pro-
poseraient pour but l'assainissement et l'amélioration du
pays.

Enfin, les Sociétés agricoles, remplissant leur mission,
doivent aider de leurs conseils la marche rapide de cette
puissante amélioration; elles doivent désigner à la re-
connaissance publique les hommes dévoués qui se sont
portés sur la brèche, qui, sans crainte de blesser d'anciens préjugés, sont entrés les premiers dans une carrière
qui n'était pas sans difficulté, et ont si complètement
résolu le problème du plus grand produit du sol desséché.

Telles sont les indemnités, les compensations que demande la Commission pour ceux qui seront entrés les
premiers dans la carrière du desséchement; elle ne les
demande pas comme une dette légale, mais comme en-
couragement, comme moyen de propager et de hâter une
opération dont le résultat doit être si éminemment utile
au pays.

§ XV.

Près d'achever sa tâche, la Commission croit devoir se plaindre de la manière dont on a dénaturé les intentions de l'administration et par suite les siennes propres.

On a dit dans tout le pays qu'on voulait un dessèchement général et immédiat, et qu'au besoin la force armée irait lever les thoux des étangs; on est, par ce moyen, parvenu à ameuter les opinions, à passionner les individus, et au moins à inspirer de la défiance.

La mission de la commission, prescrite par le conseil général, était toute dans l'intérêt du pays; on lui a dit en la commettant: Un grand mal existe, indiquez-nous, s'il se peut, les moyens d'y remédier. Ces moyens elle est allée les demander au pays lui-même; elle a cru trouver dans les renseignemens qui lui ont été fournis, dans ses propres investigations, dans l'examen attentif des choses, qu'il était possible de faire renaître dans un pays maintenant malheureux une prospérité qu'il avait autrefois connue, et à laquelle les qualités de son sol lui donnent les plus grands droits.

Elle propose à l'administration, au pays, ses vues pour arriver à ce but; elle peut se tromper dans ses espérances, dans ses prévisions; cependant les améliorations qu'elle propose d'étendre sont palpables, et elles s'appuient sur l'expérience acquise en un grand nombre de points.

Pour s'acquitter de son mandat, la commission a dû provoquer, dans l'enquête, des renseignemens de toutes les nuances d'opinion et des positions diverses des cultivateurs et des propriétaires dans le pays; en exami-

nant les choses de près et sur les lieux, en résumant et
balançant tous les élémens obtenus, elle est arrivée à
une opinion; cette opinion lui était demandée dans son
mandat, elle a donc dû l'émettre avec toute franchise,
elle devait aussi la développer et donner à son appui les
raisons qui la lui ont fait embrasser; elle devait encore
recueillir pour les conserver, toutes les notions de quelque importance qui lui ont été données sur le pays; ce
sont là les motifs qui lui ont dicté sa marche, et qui
justifient les développemens de son rapport.

S'il arrive que sa mission ne soit suivie d'aucun résultat positif, si le gouvernement ne se décide pas à venir
au secours du pays, tout au moins son travail n'aura
pas été sans but utile; elle aura constaté l'état des
choses dans le moment actuel, dans un moment qui lui
semble un point de départ pour un meilleur avenir; elle
aura éclairci des doutes qui présentaient de grandes dif-
ficultés, constaté des faits, résolu des objections, enfin
recueilli des élémens d'une utilité présente et avenir pour
une partie importante du pays.

§. XVI.

Avant de terminer, nous remarquerons que quinze personnes, interrogées individuellement, ont demandé le
dessèchement des étangs, pendant que vingt-quatre ont
demandé leur maintien; en retranchant les doubles em-
plois, en comptant les pétitions d'une part, la protestation de l'autre, et de part et d'autre les adhésions données dans l'enquête, nous avons 86 pour le dessèchement et 100 pour le maintien.

Si cette question devait se décider par les votes indi-

viduels et non par la puissance des raisons et l'intérêt
public, il est hors de doute que le nombre des dessécheurs serait moindre que celui des opposans.

Mais si d'autre part on voulait balancer la puissance
des intérêts territoriaux, il y aurait parmi les dessécheurs trois fois plus d'étendue en étang et en terre,
que parmi les conservateurs.

Et remarquons que la plupart des propriétaires qui
veulent le desséchement habitent le pays et le cultivent
eux-mêmes, (ils doivent sans doute le connaître) pendant que la plupart des opposans notables en sont éloignés; parmi ces derniers, plusieurs sont fermiers de
grandes terres, mais ils ne représentent ni la propriété,
ni les propriétaires, mais seulement leur intérêt temporaire qui consiste évidemment à conserver sans modifi-
cation un état de choses, dont le profit actuel pour eux
est nettement établi.

Lors de la discussion soulevée il y a 30 ans par
M. Piquet, il n'eut pas en faveur de son opinion un seul
propriétaire d'étangs; aujourd'hui ils se lèvent nombreux, ils se croisent pour le desséchement; c'est bien
la conviction poussée au plus haut degré qui les anime;
ils sont bien convaincus que l'intérêt actuel, et surtout
l'intérêt à venir du pays, demande ce desséchement; ils
font reposer sur cette opération leur intérêt propre et
celui de leur famille; ils ont adopté ce pays pour y vivre
et mourir, mais ils voudraient le voir salubre et fécond.
Honneur donc à leurs travaux, alors même que le pays
resterait en arrière de leurs bons exemples! ils y auront
toujours semé des germes féconds qui ne peuvent tar-
der d'éclore, et ils recevront plus tard des bénédictions
des bouches mêmes qui dédaignent aujourd'hui leurs

conseils, méconnaissent et calomnient leurs bienveil-
lantes intentions.

Puisse maintenant le corps dont les délibérations sont
appelées à discuter et à régler les intérêts généraux et
particuliers du pays, seconder l'administration dans les
nobles efforts qu'elle tente pour améliorer une contrée
maintenant malheureuse, mais appelée par la nature à
de meilleures destinées!

Chalamont, le 23 août 1839.

CHEVRIER-CORCELLES,   PINGEON.
Président de la Commission.   JAËGER.
BOTTEX.   THIÉBAUD, *Secrétaire.*
HUDELLET.   M.-A. PUVIS, *Rapporteur.*

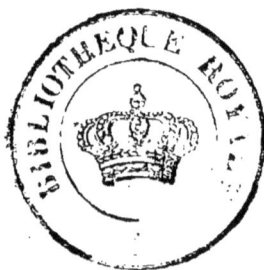

www.ingramcontent.com/pod-product-compliance
Lightning Source LLC
Chambersburg PA
CBHW071526200326
41519CB00019B/6085